북한 임상사례별

간호대화집

김진현 • 김미향 • 김은희 • 김혜성 • 박미화 • 이우진
정나리 • 정유미 • 채선미 • 최희승

정문각 JMK

>> 발간사

최근 개최된 남북정상회담과 북미정상회담은 한반도 평화시대에 대한 기대를 높였으며, 이에 따라 오랜시간 담론으로 이어졌던 통일이라는 화두가 다시 한번 급부상하였고, 정치, 경제, 사회, 문화예술 등 각 분야별로 구체적인 고민과 논의가 활발하게 이루어졌다. 그러나, 남북관계가 또 다시 경색국면으로 접어들고 한반도를 둘러싼 주변국의 이해관계가 영향을 미침에 따라 한반도의 통일과업은 여전히 숙제로 남아있다.

남북한 국민총소득은 2015년 기준으로 40배 이상, 1인당 국민소득은 20배 이상 차이나는 것으로 알려져 있으며 이로 인해 통일의 충격과 혼란이 매우 클 것으로 예상하고 있다. 특히 남북한 건강수준의 격차도 통일을 저해하는 장애요인이 될 것으로 보인다. 현재 북한의 보건의료체계는 재원 고갈과 낙후된 의료기술로 인해 무상치료제가 유명무실해진 상태이며, 환자는 장마당에서 약품을 직접 구매해야하고, 의사에게 치료 받기 위해서는 뇌물을 제공해야 할 뿐 아니라, 무상배급제의 붕괴로 인해 의사와 간호사도 장마당에 진출하여 장사로 생계를 이어가고 있는 실정이다. 남북한의 건강지표를 살펴보면 기대수명 10년, 건강수명 9년, 영아사망률 7배, 모성사망비 8배 이상의 심각한 격차가 발생하는 것으로 보고되고 있다. 독일은 통일 전 동서독 평균수명의 차이가 3년 미만이었던 점을 고려하면 현재 남북한의 건강수준 격차에 대한 완화방안없이 통일이 되는 경우 남한 국민의 건강수준까지도 저하될 가능성이 있다.

통일 후 북한지역주민의 건강을 단기간에 증진시키기 위한 가장 비용효과적인 방안은 지역사회 중심의 일차보건의료 제공을 통해 질병을 예방하고 조기에 발견하여 치료하는 것이다. 또한 국민의료비의 효율적 배분이라는 차원에서 일차보건의료 제공인력의 양성이 매우 중요한 요소가 될 것이다. 남한의 경험으로 보면 간호사는 일차보건의료사업에서 핵심적인 역할을 수행하여 왔다. 양성기간이나 비용의 측면에서도 의사보다 간호사의 공급이 더 용이하므로 통일 이후 의료

자원이 부족한 상황에서 간호인력 중심의 일차보건의료에 기반한 공공의료 인프라 구축과 사회안전망 확충이 가장 효율적인 정책수단이 될 것이다.

따라서 통일 이후 북한지역의 감염성, 비감염성 질병을 완화하고 남한으로의 확산을 방지하며 북한주민의 전체적인 건강수준을 향상시키기 위해서는 일차보건의료가 필수적이며, 이를 위해 간호인력이 가장 비용효과적인 자원이 될 것이므로 이를 실현시키기 위해 북한지역 간호인력을 최우선적으로 활용해야 한다. 그러나 현재 남북한 간호교육의 양적, 질적 수준 차이는 단기간에 극복할 수 없는 정도의 수준이므로 이러한 정책을 현실화하기 위해서는 북한지역 간호인력의 교육수준과 전문성을 강화할 수 있는 장기적인 비전과 전략수립이 필수적이다. 또한 장차 남북한 간호교육, 연구, 실무의 건강한 통합 체계 구축이 한반도 건강을 지키기 위한 가장 기본적이고 필수적인 과제가 될 것이다. 이를 위한 첫 단계가 바로 북한 간호의 이해이다. 따라서 저자들은 언제든 찾아올 통일한국 시대를 준비하는 마음으로 북한 임상 사례별 간호와 관련된 대화를 재구성하여 본 책자에 담았다. 대화의 내용을 보면 북한에서 사용하는 간호용어가 남한의 것과 매우 다르고 어색함을 알 수 있다. 이러한 언어의 장벽은 장차 통일이 되었을 때 남북한 간호의 협력과 상생을 어렵게 하는 주요 요인이 될 것이다. 따라서, 아직은 미흡하고 완성도가 낮지만 본 책자의 발간을 통해 북한의 간호를 조금 더 이해하고 나아가 북한의 간호를 남한 간호의 수준으로 발전시키기 위한 비전을 가지고 긴 여정의 첫 걸음을 떼고자 한다.

2020년 8월
대표저자 김 진 현

>> 차례

Ⅰ. 의료봉사 ········· 2

1. 문진 ········· 2
2. 입원 ········· 3
3. 병문안 ········· 5
4. 퇴원 ········· 6

Ⅱ. 일반간호 ········· 9

1. 간호과정 ········· 9
2. 회진 ········· 12
3. 환자의 옷과 침구류 간호 ········· 14
4. 식사료법 ········· 15
5. 생명지표의 측정 ········· 16
6. 약물치료 ········· 17
7. 점적주사와 수혈간호 ········· 21
8. 수술간호 ········· 23
9. 심리간호 ········· 27
10. 의약품의 접수, 보관과 관리법 ··· 29

Ⅲ. 증상별 간호 ········· 31

1. 호흡기계통 환자의 증상간호 ··· 31
2. 소화기계통 환자의 증상간호 ··· 32
3. 순환기계통 환자의 증상간호 ··· 34
4. 비뇨기계통 환자의 증상간호 ··· 35
5. 전염병 환자의 증상간호 ········· 36
6. 만성질환 환자의 간호 ········· 38

Ⅳ. 실험검사를 위한 간호 ········· 40

Ⅴ. 위생선전 ········· 43

Ⅵ. 재난 및 응급 간호 ········· 47

Ⅶ. 남북한 용어 비교 ········· 61

1. 대화집의 의학 용어 ········· 61
2. 대화집의 일상 용어 ········· 62
3. 대화집 외 의학용어 ········· 64

부록. 약초의 효능과 사용방법 ······ 91

1. 보약 ········· 91
2. 진통제 ········· 92
3. 해열제 ········· 93
4. 혈압하강제 ········· 94
5. 강심제 ········· 94
6. 소화제 ········· 95
7. 지사제 ········· 95
8. 간염치료제 ········· 96
9. 기침멎이약 ········· 96
10. 리뇨제 ········· 96
11. 항염증약 ········· 97
12. 지혈제 ········· 97
13. 회충약 ········· 97

참고문헌 ········· 98

>> 북한 간호원학교 수업장면

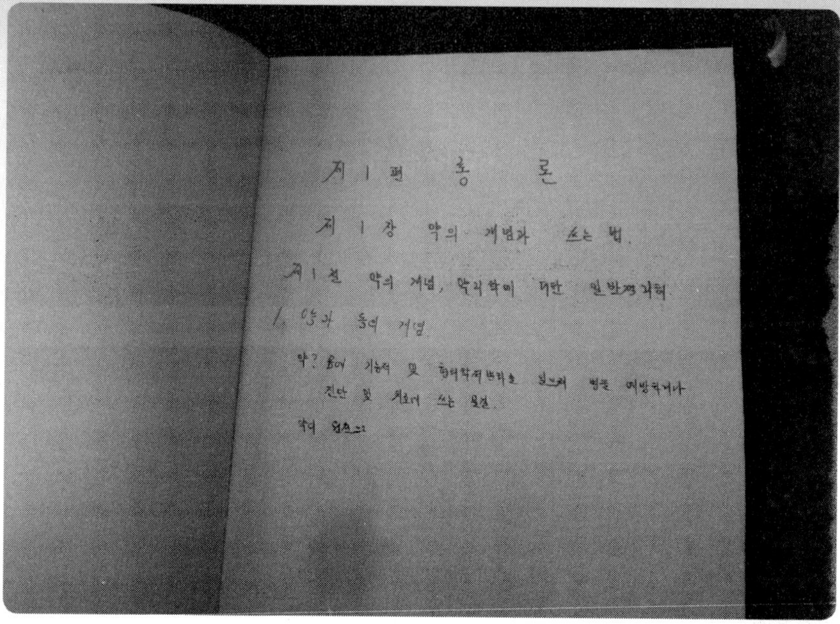

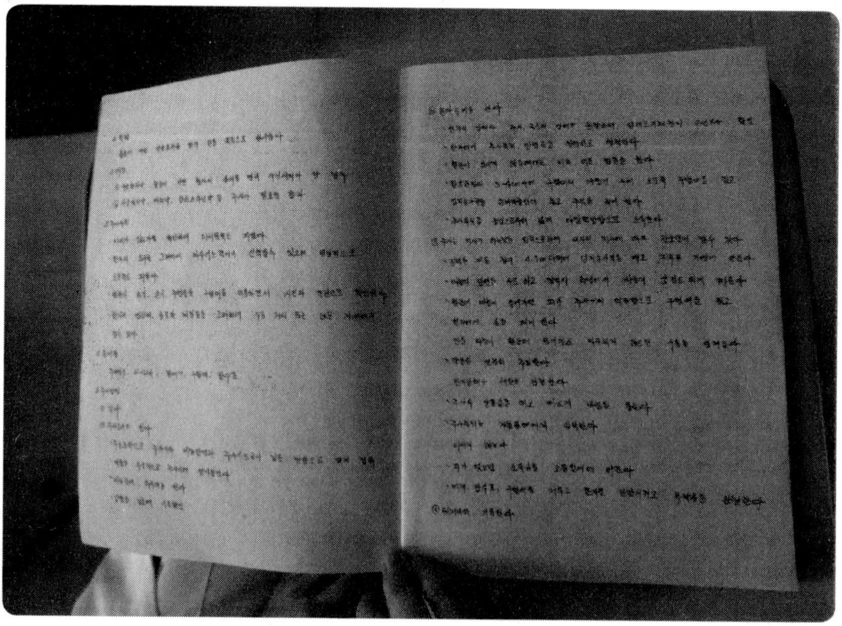

>> 북한 간호원학교 수업장면

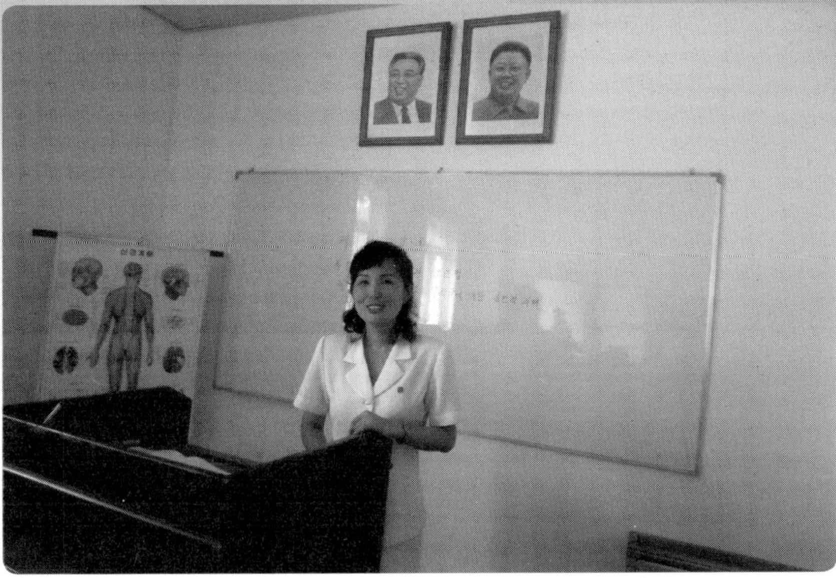

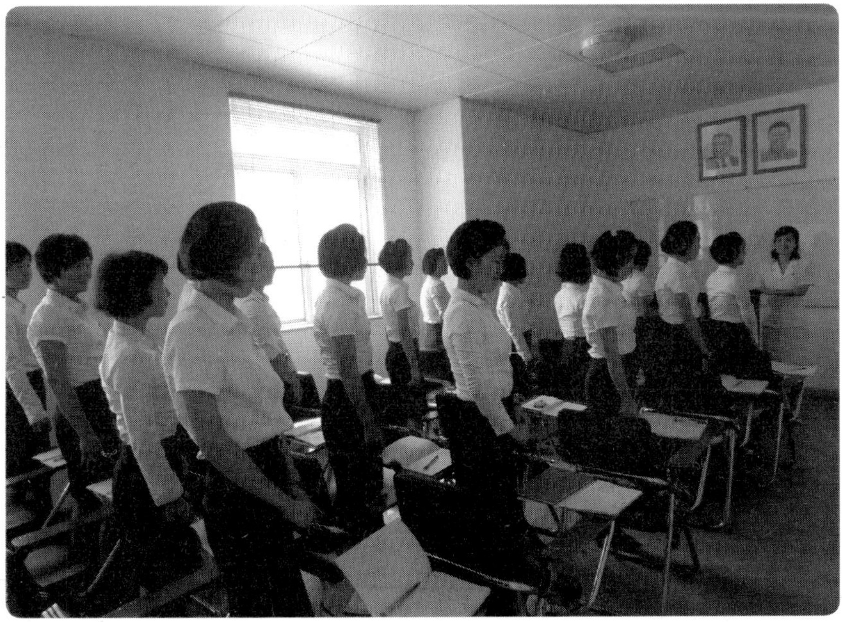

>> 북한 간호원학교 수업장면

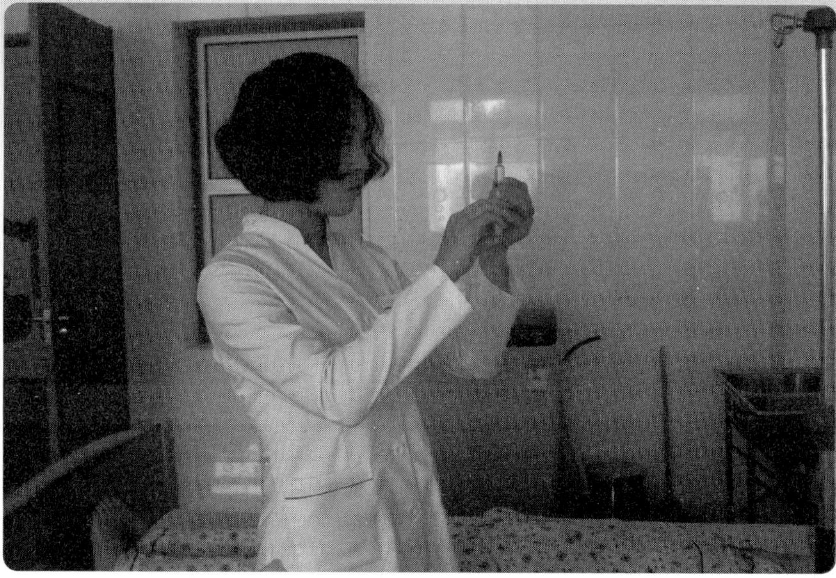

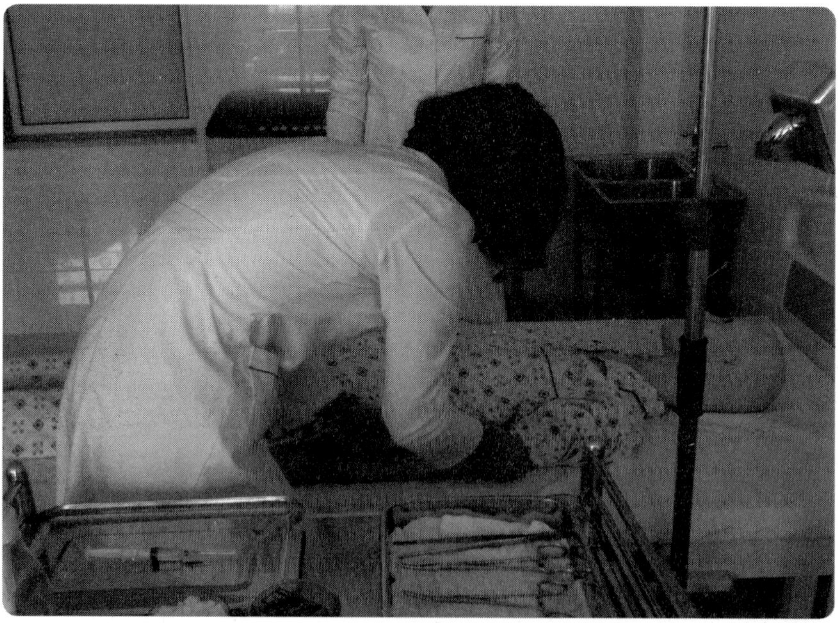

>> 북한 간호원학교 수업장면

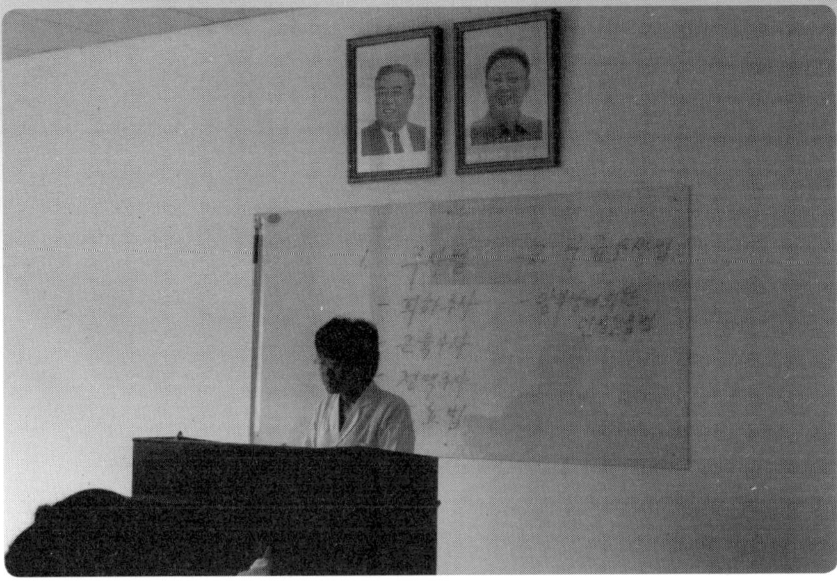

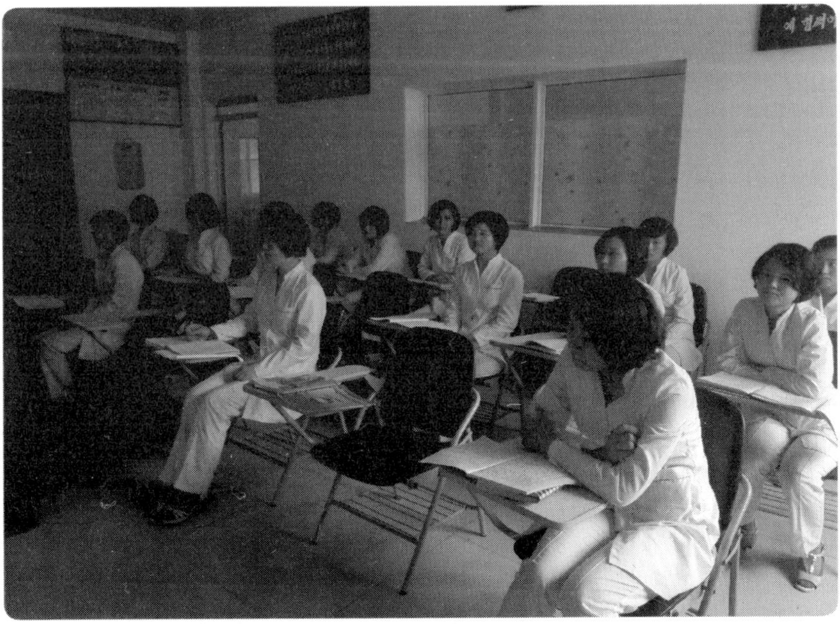

북한 임상사례별

간호대화집

I. 의료봉사

II. 일반간호

III. 증상별 간호

IV. 실험검사를 위한 간호

V. 위생선전

VI. 재난 및 응급 간호

VII. 남북한 용어 비교

부록. 약초의 효능과 사용방법

Ⅰ. 의료봉사

1. 문진

대화 1

간호원: 어디가 편치 않습니까?

환　자: 머리가 아프고 맥이 없습니다. 그리고 뼈마디가 쏩니다.

간호원: 기침을 합니까?

환　자: 기침은 하지 않습니다.

간호원: 며칠이나 됐습니까?

환　자: 어제 오전까지 일없었는데 저녁부터 아픕니다.

간호원: 약을 먹었습니까?

환　자: 한 번 먹었습니다.

간호원: 2층으로 올라가셔서, 오른쪽으로 돌면 바로 내과입니다.

환　자: 고맙습니다.

(진료실에서)

의　사: 박동무(동무는 상대방의 나이가 본인보다 어릴 때 사용하고 환자동지라고도 쓰임), 입을 벌리십시오. 좀 봅시다. 목구멍이 좀 붉어졌습니다.

환　자: 심합니까?

의　사: 일없습니다. 체온을 재봅시다.

환　자: 열이 있습니까?

의　사: 38.5℃입니다. 가래가 있거나 메스꺼움, 게우기, 설사 등 증상은 있습니까?

환　자: 가래가 있고 머리가 아픕니다. 그리고 뼈마디도 아픕니다.

의　사: 돌림감기 같습니다.

환　자: 그러면 점적해야 합니까?

의　사: 필요 없습니다. 한 이틀 약을 먹으면 됩니다.

환　자: 주의해야 할 점은 있습니까?

의　사: 하루에도 여러 번씩 더운 물로 입가심하거나 2% 붕산수로 입 안을 닦아도 됩니다. 영양가 높은 음식물을 충분히 먹고 목이 마르면 더운 물, 더운 국을 마시십시오. 열이 더 나면 이마에 찬 물찜질을 해주십시오.

환　자: 민간료법은 없습니까?

의　사: 민간료법으로는 마늘을 한 번에 2~3g씩 하루에 2~4번 밥 먹은 뒤에 먹으면 도움이 됩니다. 기관지염이나 폐염, 륵막염, 중이염 등이 오지 않게 관리 잘하십시오.

환　자: 고맙습니다.

대화 2

의　사: 어디가 편치 않습니까?

환　자: 명치 끝이 아프고 메스껍습니다.

의　사: 봅시다. 급성충수염일 수 있습니다. 흔히 말하는 맹장염입니다.

의　사: 급성충수염입니다. 언제부터 몸이 불편합니까?

환　자: 오늘 오전부터입니다.

의　사: 충수염이 처음에는 가슴이 답답합니다. 동무는 지금 열이 40℃이고 급성발작이여서 당장 입원해서 충수절제수술을 해야 합니다.

환　자: 아, 그렇게 심합니까?

의　사: 급성충수염을 제때에 치료하지 못하면 충수부위 침윤, 복막염, 간농양 등이 나타날 수 있습니다. 이 병의 기본대책은 구급수술입니다. 다행히도 제때에 왔으니 말이지 위험할 뻔 했습니다. 그러나 이건 작은 수술이기 때문에 잘 되면 수술 후 3~4일이면 퇴원합니다. 너무 걱정하지 마십시오. 우선 입원 수속을 하십시오.

2. 입원

대화 1

간호원1: 무엇을 하시려고 그럽니까?

환　자: 예, 혹시 입원 수속을 어디서 합니까?

간호원1: 저를 따라오십시오. 바로 여기서 수속합니다.

환　자: 고맙습니다.

간호원1: 문진병력기록과 입원표가 있습니까?

환　자: 예, 여기 있습니다.

간호원1: 입원 수속이 끝났습니다. 동지는 203호실 2번 침대로 배정되였습니다.

환　자: 알겠습니다.

간호원2: 혹시 림동지입니까? 여기는 바로 동지의 침대 자리입니다. 환자복을 갈아 입으십시오. 제가 부축할테니 침대에 누우십시오.

환　자: 고맙습니다. 제가 먼저 앉아있다가 눕겠습니다. 사실은 제가 한 번도 입원해 본 적이 없어 조금 걱정됩니다.

간호원2: 걱정하지 마십시오. 병원을 자기 집처럼 생각하시고 너무 긴장하지 마십시오.

환　자: 예, 제가 고뿌를 못 가져 왔습니다.

간호원2: 여기에 고뿌가 있습니다. 그리고 침대의 빼랍에 치솔, 치약, 머리빗 등 일상용품을 넣을 수 있습니다.

환　자: 알겠습니다.

간호원2: 동지의 담당의사는 김선생님입니다. 의사선생님이 동지를 만나러 오실테니 먼저 휴식하십시오. 조금 있다가 제가 병원규정제도를 알려드리겠습니다.

대화 2

간호원: 안녕하십니까. 현재 느낌이 어떻습니까?

환　자: 저는 지금도 여전히 머리 아픔이 있습니다. 언제쯤 저의 가족들이 면회할 수 있습니까?

간호원: 면회시간은 오후 4~6시입니다. 저는 현재 병동의 간호장이고, 병동책임자는 최선생님입니다. 김선생님이 동지의 담당의사입니다. 김선생님이 아주 따뜻하고 세심한 분이니, 환자분을 잘 치료해 주실 것입니다.

환　자: 예, 의사선생님은 언제 오십니까?

간호원: 매일 오전 8시는 회진 및 치료시간입니다.

환　자: 알려 주어서 고맙습니다. 그리고 제가 혹시 간호원 동지를 찾으려면 어떻게 련락하면 됩니까?

간호원: 침대 옆에 호출 단추를 누르시면 간호원실과 련락됩니다. 혹시 저의 도움이 필요하시면 언제든지 호출 단추를 눌러 주십시오.

3. 병문안

대화 1

김동무: 오후에 우리 박선생 면회 갑시다.

리동무: 좋습니다.

김동무: 그에게 무엇을 가지고 가면 좋겠습니까?

리동무: 꽃과 책 몇 권을 가져갑시다.

김동무: 박선생, 좀 어떻습니까?

박동무: 많이 나았습니다.

김동무: 보아하니 선생은 혈색이 좋습니다. 수술자리가 아직 아픕니까?

박동무: 아프지 않습니다. 좀 가려울 뿐입니다.

리동무: 그럼 인차 나을 수 있습니다. 여기 생활조건이 어떻습니까?

박동무: 괜찮습니다.

김동무: 먹을 것을 좀 가져와야 하지 않겠습니까?

박동무: 필요 없습니다. 지금 입맛이 없습니다. 이 며칠 동안 점적을 하고 있습니다. 의사선생님은 오늘에야 죽을 먹으라고 하였습니다. 며칠 후에 퇴원해서 봅시다.

리동무: 박선생님은 언제쯤 퇴원합니까?

박동무: 아마 다음 주쯤 될 것 같습니다.

김동무: 급해 마시고 의사선생님의 말대로 잘 치료하십시오. 우린 가보겠습니다. 며칠 후에 다시 오겠습니다.

박동무: 필요 없습니다. 며칠 지나면 퇴원할 수도 있습니다.

리동무: 그럼 우리가 마중하러 오겠습니다.

박동무: 고맙습니다.

대화 2

김동무: 오늘 오후에 우리 리동무 면회 가는 게 어떻습니까?

박동무: 좋습니다. 그런데 무엇을 가져가면 좋겠습니까?

김동무: 당과류 같은 것이 좋지 않습니까?

박동무: 좋은 당과류가 없으니 통졸임이나 과일을 삽시다.

김동무: 매대에 가봅시다. 좋은 것이 있으면 그걸 삽시다.

박동무: 며칠째 병원 앞의 길을 수리하니 차가 병원까지 가지 못합니다.

김동무: 그럼 어떻게 한다?

박동무: 우리 한 정류소 전에서 내립시다. 거기서 걸어가면 가깝습니다.

김동무: 리동무, 좀 나았습니까?

박동무: 보아하니 퍽 좋아진 것 같습니다.

리동무: 날마다 좋아지는 것 같습니다. 와주어 고맙습니다.

김동무: 우리가 먹을 것을 좀 가져왔습니다.

리동무: 동무들에게 페를 끼쳐 미안합니다.

김동무: 휴식 잘 하십시오. 후에 다시 보러 오겠습니다.

리동무: 안녕히 가십시오.

4. 퇴원

대화 1

간호원: 안녕하십니까. 오늘은 느낌이 어떠하셨습니까?

환　자: 좋습니다. 고맙습니다. 힘든 고비들은 다 지나간 것 같습니다. 언제쯤 퇴원할 수 있겠습니까?

간호원: 수술 후 회복이 잘 되서 래일 퇴원해도 될 것 같습니다.

환　자: 퇴원하고 바로 출근해도 되겠습니까?

간호원: 너무 급해 하지 마십시오. 만약 가능하다면 너무 힘든 일들은 당분간 피하시고 무리하지 마십시오.

환　자: 그럼 언제쯤이면 다시 출근할 수 있겠습니까?

간호원: 대략 4~6주 정도 지나면 완전히 회복할 수 있을 것 같습니다.

환　자: 어떤 부분을 조심해야 하겠습니까?

간호원: 일주일 푹 휴식하는 것이 좋습니다. 건강이 일보다 중요합니다.

환　자: 일주일동안 침대에 누워 있어야 합니까?

간호원: 아닙니다. 밖에서 가벼운 운동을 해도 됩니다.

환　자: 그럼 내가 먼저 무엇을 해야 합니까?

간호원: 뭐든 동지가 좋아하는 것을 하십시오. 례를 들면 아침 산책이나 신선한 공기를 마시는 것 등 다 좋습니다.

환　자: 주로 어떤 음식을 먹어야 합니까?

간호원: 우선 규칙적으로 식사를 하고 남새와 과일을 많이 먹고 술과 담배는 당분간 끊는 것이 좋습니다.

환　자: 약은 먹어야 합니까?

간호원: 예, 동지의 약입니다.

환　자: 이 약은 며칠간 먹어야 합니까?

간호원: 3일간 드십시오. 그리고 다시 처방받으러 오십시오.

환　자: 이 약은 어떻게 먹습니까?

간호원: 이 약은 식사 전에 한 알씩, 하루에 세 번 드십시오. 그리고 이 약은 매번 2알씩 하루에 세 번 먹어야 합니다.

환　자: 알겠습니다. 고맙습니다.

간호원: 2주 후 병원으로 오시는 것을 잊지 마십시오.

환　자: 알겠습니다.

간호원: 래일 퇴원 수속을 하셔도 됩니다.

환　자: 고맙습니다.

간호원: 천만에요. 빨리 회복되기를 빕니다. 안녕히 가십시오.

대화 2

간 호 원: 안녕하십니까. 환자가 오늘 퇴원하니 매우 좋겠습니다.

환자가족: 고맙습니다. 그런데 걱정이 되는 것이 있습니다.

간 호 원: 뭔가 마음이 안 놓이는 게 있습니까?

환자가족: 병원에 있을 때 간호원 동지들이 저의 어머니를 자주 돌려 눕혀주는데 집에 가면 제가 간호를 잘 할 수 있겠는지 모르겠습니다.

간 호 원: 잘 할 수 있습니다. 제가 잘 알려드리겠으니 잘 적으십시오.

환자가족: 예, 말씀하십시오.

간 호 원: 특히 김동무는 여윈 환자이므로 하루에 최소 2~3시간 한 번씩 돌아눕히고 더운 물에 적신 수건으로 뼈가 도드라져 눌리우는 곳을 하루에 두 번씩 씻고 주물러 주십시오.

환자가족: 알겠습니다. 침대는 어떤 거 사용해야 합니까?

간 호 원: 너무 딴딴하거나 고르롭지 못한 침대가 아니면 됩니다. 잘 관리 못하면 로인에게는 욕창이 자주 생깁니다.

환자가족: 알겠습니다. 그러면 욕창은 어디에 잘 생깁니까?

간 호 원: 둔부, 어깨부위, 척추의 극상돌기 부위, 장골즉 부위, 발뒤측 등인데 엉덩이에 고무주머니를 깔아주십시오. 그리고 아까 제가 이야기한 것처럼 잘 돌아눕히고 잘 주물러 주고 50% 알콜로 피부를 닦아주며 활석가루를 뿌려 피부를 마르게 해도 욕창 예방이 잘 됩니다.

환자가족: 알겠습니다. 만약이라도 욕창이 생기면 어떻게 해야 합니까?

간 호 원: 욕창이 심하지 않은 경우에는 붕산고약을 바르고 그 우에 멸균된 붕대를 대는데 심하면 병원 와야 합니다.

환　　자: 그리 엄중합니까?

담당의사: 특히 욕창이 심하게 되면 궤양이 생기는데 무균조작으로 치료해야 하며 붕산고약으로 닦은 후 마이싱고약 같은 것을 바릅니다. 수포가 있을 때에는 무균조작으로 고름을 주사기로 뽑아낸 다음 3% 클로르헥시딘을 바른 후 소독된 붕대를 덮고 붕대로 고정시키면서 치료합니다.

환자가족: 매우 엄중한 문제이니 집에 가서 간호원 동지가 알려 주시는대로 욕창 예방 잘하겠습니다.

간 호 원: 그러십시오. 모를 것이 있으시면 또 물어보십시오.

환자가족: 알겠습니다. 잘 알려 주어서 고맙습니다.

Ⅱ. 일반간호

1. 간호과정

대화 1

간호원: 혹시 어디가 편치 않습니까?

환　자: 예, 요즘 계속 위가 아픕니다.

간호원: 이런 증상이 언제부터 시작되었습니까?

환　자: 며칠 되었습니다.

간호원: 아픈 곳이 어느 쪽인지 한번 짚어 주십시오.

환　자: 여기입니다.

간호원: 어떻게 아프십니까?

환　자: 쥐어 짜는 듯이 아픕니다.

간호원: 혹시 줄곧 이렇게 가슴아픔이 있었습니까?

환　자: 가끔 식사 후에 아픔을 느낍니다.

간호원: 식사하신 후 몇 시간부터 아픔을 느끼십니까?

환　자: 대략 식사 후 1시간~1시간 30분부터 있습니다. 가끔 배고프거나 저녁에 더 심합니다.

간호원: 혹시 저녁에 주무실 때 가끔 가슴 쓰리기 때문에 깨나십니까?

환　자: 예, 자주 그렇습니다.

간호원: 혹시 음식을 드시면 아픔이 덜합니까?

환　자: 과자를 먹으면 아픔이 덜합니다.

간호원: 가슴 쓰리기를 제외하고, 혹시 다른 데 편치 않으신 데는 없습니까?

환　자: 어제부터 조금 메스껍습니다.

간호원: 혹시 게우셨습니까?

환　자: 아닙니다.

간호원: 대변은 어떠합니까?

환　자: 대변은 규칙적이며 매일 1회 봅니다. 오늘의 변은 조금 부드럽고 모양이 흐트러지고 토색 변이였습니다.

간호원: 혹시 요즘 힘든 일들이 있었습니까?

환　자: 예, 새로운 직업이 저한테 부담이 큽니다. 매일 연장작업을 하고 힘듭니다.

간호원: 예, 알겠습니다. 오늘부터 긴장을 풀고 충분한 휴식을 하십시오. 긴장과 압력은 위통증을 더욱 심하게 합니다. 몸을 피로하지 않게 하며 생활을 절도 있고 명랑하게 해야 합니다.

환　자: 예, 알겠습니다.

간호원: 편히 누우십시오. 제가 신체검사를 해 드리겠습니다.

대화 2

간호원: 혹시 무슨 일 있습니까?

환　자: 몸이 편치 않습니다.

간호원: 어디 아픕니까? 어느 부위인지 한번 짚어 주십시오.

환　자: 위의 한 쪽 부분이 아픕니다.

간호원: 아픔은 어떤 형태입니까? 치미는 듯한 아픔, 쑤시는 아픔, 둔통, 압박통, 박동성 아픔, 느긋한 아픔 중 어떤 것입니까?

환　자: 느긋한 아픔입니다.

간호원: 아픔은 언제부터 시작되었습니까?

환　자: 어제 오후부터 시작되었습니다.

간호원: 얼마나 지속되었습니까? 지속적인 아픔입니까? 아니면 발작적인 아픔입니까?

환　자: 갑작스러운 일시적 아픔입니다.

간호원: 아픔을 견디기 어렵습니까?

환　자: 예, 아픔으로 인해 견딜 수가 없습니다.

간호원: 요즘 설사는 합니까?

환　자: 아닙니다, 요즘 이틀 동안 대변이 없었습니다.

간호원: 메스껍고 게우는 증상은 없습니까?

환　자: 조금 있습니다. 어제 저녁부터 배아픔을 느낀 후 두 시간에 한 번씩 게웠습니다.

간호원: 열은 나십니까?

환 자: 어제 저녁 체온은 38℃였습니다.

간호원: 혹시 위병은 있지 않습니까?

환 자: 없습니다.

간호원: 제일 아픈 부위를 한번 짚어 주십시오.

환 자: 여기입니다.

간호원: 바로 누우십시오. 제가 동지의 배를 검사하겠습니다. 제가 여기 누르면 아프십니까 아니면 손을 떼면 아프십니까?

환 자: 예, 손을 떼면 아픕니다.

간호원: 압통증이 있는데 충수염으로 예상이 됩니다. 하행결장을 눌러 대장의 가스를 맹장부에 보낼 때 맹장부위에서 아픔을 느끼면 로브징그 증상이라고 하고 왼쪽으로 눕고 맹장부위를 누르면 아픔을 느끼면 로젠스테인 증상이라고 합니다.

대화 3

간호원: 알레르기 과민증상이 있습니까?

환 자: 무슨 뜻입니까?

간호원: 혹시 음식을 먹으면 두드러기가 생깁니까?

환 자: 없습니다.

간호원: 그럼 약물 알레르기는 없습니까?

환 자: 예, 아스피린을 먹으면 몸에 붉은 두드러기가 납니다.

간호원: 혹시 이전에 어떤 병으로 앓으셨습니까? 입원한 적 있습니까?

환 자: 없습니다.

간호원: 현재까지 먹고 있는 약물이 있습니까? 있으시면 약물 이름을 알려 주십시오.

환 자: 없습니다.

간호원: 잠드는 데 어려움이 있으십니까? 평소 몇 시간 주무십니까?

환 자: 대략 5~6시간 잡니다.

간호원: 새벽에 깰 때가 있습니까?

환　자: 가끔 깨납니다.

간호원: 몇 번? 한 번 혹은 여러 번이십니까?

환　자: 적어도 두 번은 깨납니다.

간호원: 알겠습니다.

대화 4

책임간호원: 입원환자를 간호할 때 가장 중요한 문제가 무엇이라고 생각합니까?

담당간호원: 생명지표라고 생각합니다.

책임간호원: 맞습니다. 생명지표가 매우 중요하고 그 외에도 환자의 오줌과 대변 상태, 그리고 약물부작용이 있는지도 꼭 살펴야 합니다.

담당간호원: 예, 잘 알겠습니다.

책임간호원: 그러면 체온과 맥박이 얼마일 때 잘 살펴야 합니까?

담당간호원: 체온이 38℃ 이상으로 갑자기 올라가고 맥박 90회/분 이상과 호흡수 30회/분 이상일 때 의사에게 제때에 알려 주어야 합니다.

책임간호원: 맞습니다. 그리고 어떤 부분을 봐야 합니까?

담당간호원: 특히 체온상태에 있어서 체온 수치, 하루 사이의 체온의 변화 및 발열 형태 등을 주의하며 호흡에서는 호흡의 형태(흉식, 복식, 흉복식), 분당 호흡률, 호흡용량, 호흡의 깊이 및 호흡의 리듬을 관찰해야 합니다.

책임간호원: 아주 좋습니다. 그 외에 오심, 구토, 토혈과 객혈이 있는 경우와 오줌에 피가 있거나 대변에 피가 있을 때 특별히 주의해야 합니다.

담당간호원: 알겠습니다.

2. 회진

대화 1

과　　장: 오늘 오전에는 먼저 회진하고 환자의 상태에 대해 론의하겠습니다.

담당의사: 어느 환자에 대해 론의하겠습니까?

과　　장: 9번 환자요. 입원한 지 얼마나 되었습니까?

담당의사: 1주 되었습니다.

과 장: 입원시 어떤 량성 증상이 있었습니까?

담당의사: 전반적으로 이상한 것은 없고, 발열 외에 모두 정상입니다.

과 장: 체온이 지금도 높습니까?

담당의사: 어제 체온이 정상범위 이내입니다.

과 장: 확진하기 위해 어떤 검사를 하셨습니까?

담당의사: 오줌, 대변검사, 말초혈액검사, 공복혈당, 혈액속뇨소질소, 크레아티닌 등 검사를 하였고 백혈구 수치가 높은 외에 다른 항목은 모두 정상범위 이내입니다.

과 장: 흉부 투시는 하셨습니까?

담당의사: 예, 투시의 검사결과가 아직 나오지 않았습니다.

과 장: 내가 보건대 좋기는 말초혈액검사를 한 번 더 하였으면 좋겠습니다.

담당의사: 어제 저녁 검사하였는데 백혈구 수치가 계속 높았습니다.

과 장: 초음파를 할 준비가 되었습니까?

담당의사: 예.

과 장: 그 외에 또 어떤 처방을 하셨습니까?

담당의사: 간기능검사, 오줌배양검사 및 항생제과민성검사를 하였는데 검사결과가 아직 나오지 않았습니다.

담당의사: 예, 아주 좋습니다. 다음 환자 회진 갑시다.

대화 2

책 임 간 호 원: 안녕하십니까. 오늘 회진이 있습니다.

저녁담당간호원: 예. 어제 저녁 지속적 고열인 환자 한 분이 입원하였습니다. 환자분의 성함은 김**이고, 2호실 3번 침대, 9살 남자애입니다.

책 임 간 호 원: 오늘 그의 체온이 어떻습니까?

저녁담당간호원: 피검사에서 백혈구 수가 늘어나고 투시에서 폐염음영이 나타났습니다. 새벽 1시에 환자의 체온은 39.2℃여서 이마에 찬 물찜질을 해주었습니다. 의사선생님의 치료지시에 따라 항생제를 정맥주사하였습니다. 새벽 2시 체온은 38℃이었고, 열이 더 이상 내

리지 않아 담당의사선생님한테 말씀드렸고, 리의사선생님이 환자의 상황을 지켜보시고 열내림약을 처방하여 근육주사를 하였습니다.

책 임 간 호 원: 현재 체온은 어떠합니까?

저녁담당간호원: 치료와 간호 후, 환자의 체온은 아침 6시에 37.5℃로 내려갔습니다.

책 임 간 호 원: 그 외에 또 어떤 간호를 하였습니까?

저녁담당간호원: 오한이 난다고 하여 더운 물을 마시게 하였고 몸을 따뜻하게 해주었습니다. 식사는 미음을 먹도록 하고 병세가 좋아짐에 따라 고기국, 닭알 등 소화가 되기 쉽고 영양가가 높은 것을 주라고 하였습니다. 입 안은 2% 수소탄산나트리움 용액으로 자주 입가심시키고 가래는 가래통에 뱉게 하였습니다.

책 임 간 호 원: 예, 아주 좋습니다. 환자의 병력서를 가져다주세요.

저녁담당간호원: 병력서입니다.

3. 환자의 옷과 침구류 간호

대화 1

간호원: 지난 번에 온 환자의 침상을 새로 바꿉시다.

학 생: 좋습니다. 전 무얼 하면 됩니까?

간호원: 먼저 환자가 깔고 있던 낡은 침대보를 옆모서리 쪽으로부터 환자의 몸에 이르기까지 붕대처럼 감으면 됩니다.

학 생: 예, 새 침대보도 말아서 환자 몸 밑에 밀어넣으면 됩니까?

간호원: 맞습니다. 새로운 이불을 세로로 말아서 침대 우에 빈 부분에서부터 펴면서 옆으로 누워 있는 환자의 몸 밑에 밀어넣고 환자를 깨끗한 침대보로 덮은 침대 쪽으로 옮기고 낡은 보는 빼고 새 보를 완전히 펴면 됩니다.

학 생: 예, 이렇게 바꾸니 아주 쉽습니다.

간호원: 그렇습니다. 학생동무, 그러면 옆으로 옮길 수 없는 환자는 어떻게 해야 합니까?

학 생: 허리 쪽으로 모으며 침대보를 허리 밑으로 조심스럽게 빼고 허리 밑으

로 두 개의 깨끗한 보를 밀어넣은 후 그것을 머리와 다리 쪽으로 펴면 됩니까?

간호원: 아주 훌륭합니다. 그리고 무엇보다 주의해야 할 것은 보에 주름이 있으면 욕창이 발생할 가능성이 있으니 주름이 가지 않도록 바꿔야 하는 것을 명심해야 합니다.

학 생: 잘 알겠습니다.

4. 식사료법

간호원: 안녕하십니까. 개복수술을 한 지 벌써 사흘이 되었는데 느낌은 어떠하십니까?

환 자: 어제보다 훨씬 좋아진 것 같습니다. 오늘 아침 배 속의 가스도 배출했습니다.

간호원: 다행입니다. 개복수술에서는 장관을 다치기 때문에 수술 후 일시적으로 밸이 움직이지 못합니다. 가스가 나왔다는 것은 밸운동이 회복되었다는 것입니다. 그러면 오늘 코에 꽂은 카테테르를 제거해도 되겠습니다.

환 자: 관을 제거하고 나면 밥을 먹을 수 있습니까?

간호원: 아닙니다. 당분간은 안됩니다. 오늘은 물만 조금씩 마실 수 있습니다. 1~2시간마다 4~5숟가락의 물을 마시는 것은 가능합니다.

환 자: 그럼 언제부터 밥을 먹을 수 있습니까?

간호원: 래일부터 한 번에 50~80ml의 소량의 액체식사를 먹을 수 있습니다. 그리고 나서 다른 증상이 없으면 모레부터는 100~150ml, 즉 한 그릇에 해당되는 량을 드실 수 있습니다.

환 자: 액체식사는 어떤 음식입니까?

간호원: 남새단물, 과일단물, 미음, 연근죽 등과 같이 소화하기 쉽고 굳은 성분이 없는 음식을 이야기합니다. 처음에는 물을 많이 넣고 조리하고 차츰 걸쭉하게 조리하면 됩니다. 우유, 두유 등 배에 가스가 차게 하는 음식은 피해야 합니다.

환 자: 그 다음은 무엇입니까?

간호원: 건강이 회복되면서 액체식에 불편함이 없다면 차츰 반액체식과 밥으로

바꿀 수 있습니다.

환　자: 이후 음식을 섭취할 때 무엇을 주의해야 합니까?

간호원: 회복기에는 부드럽고 소화하기 쉬운 음식을 선택하고 딱딱하거나 기름에 튀긴 음식, 짙은 차, 술 등 자극적인 음식은 피해야 합니다. 적은 량씩 여러 끼에 나누어서 먹고 생활습관을 개선하면서 일상적인 음식으로 점차 적응해가면 됩니다.

환　자: 알겠습니다.

간호원: 식사에 주의하는 동시에 적당한 치료체육을 하고 마음가짐을 편하게 가진다면 빠른 시일 내에 회복할 것입니다.

환　자: 고맙습니다.

5. 생명지표의 측정

대화 1

간호원: 김동무, 생명지표를 측정하겠습니다.

환　자: 생명지표가 뭡니까?

간호원: 체온, 맥박, 호흡수와 혈압을 말합니다.

환　자: 제 체온은 얼마입니까?

간호원: 정상입니다.

환　자: 혈압은요?

간호원: 120/80mmHg입니다.

환　자: 정상입니까?

간호원: 정상입니다. 이제 심장과 페부위를 청진해야 하는데 심호흡 해주십시오. 한번 더요. 다 됐습니다. 고맙습니다.

대화 2

간호원: 무슨 일이십니까?

환　자: 느낌이 좋지 않습니다. 얼굴이 뜨거워 나면서 몸이 떨립니다.

간호원: 체온 한번 재보겠습니다. 체온계를 혀 밑에 넣으십시오. 맥박 한 번 재볼

께요.

환　자: 네.

간호원: 체온은 39.8℃이고 맥박은 1분에 80회입니다.

환　자: 열내림약을 먹었는데 효과가 없는 것입니까?

간호원: 동무는 돌림감기로 입원하셨습니다. 돌림감기는 열이 높은 것이 특징입니다.

환　자: 어떻게 해야 합니까? 막 아픕니다.

간호원: 의사선생님한테 알려드리겠습니다.

환　자: 알겠습니다.

(잠시 뒤)

간호원: 의사선생님이 항생제와 열내림약 처방하였습니다. 지금 주사하겠습니다.

환　자: 고맙습니다.

(몇 시간 뒤)

간호원: 체온 한번 재보겠습니다. 37℃로 내려왔습니다. 느낌은 어떻습니까?

환　자: 아까보다는 좋아졌습니다. 그런데 계속 힘이 없습니다.

간호원: 힘이 없고 입맛이 없어도 소화가 잘 되는 음식을 조금씩 드셔야 합니다. 조금 있다가 다시 체온 확인하러 오겠습니다. 쉬십시오.

환　자: 알겠습니다. 고맙습니다.

6. 약물치료

대화 1

간호원: 리동무, 입맛이 어떻습니까?

환　자: 그다지 좋지 않습니다.

간호원: 이 약은 소화를 돕고 입맛을 돋구는 약입니다.

환　자: 고맙습니다. 제가 잠시 뒤에 먹어도 되겠습니까?

간호원: 지금 복용하는 것이 좋을 것 같습니다. 소화를 돕는 약은 식사하기 30분

전에 복용해야 하는데 곧 아침식사 시간입니다.

환 자: 예, 지금 먹겠습니다. 그리고 변비가 좀 있습니다.

간호원: 알겠습니다. 간호기록을 확인하니 이미 이틀 간이나 변을 못 보셨습니다. 저녁에 의사선생님께 말씀드리고 변비를 개선할 수 있는 설사약(피마주기름, 류산마그네시움)을 가져다 드리겠습니다.

환 자: 제 기억에는 한 가지 약이 더 있었던 것 같습니다. 가져오셨습니까?

간호원: 아닙니다. 소염제를 말씀하십니까? 더 이상 드시지 않아도 됩니다. 의사선생님께서 말씀해주시지 않으셨습니까?

환 자: 미안합니다. 의사선생님이 이야기했는데 제가 잊어버렸습니다.

간호원: 약물은 일정한 정도의 부작용을 가지고 있습니다. 과거에 줄곧 복용하시던 소염제가 리동무의 소화에 영향 주어 식욕이 없었던 것입니다. 그리고 변비를 예방하기 위하여 남새와 과일을 많이 섭취하십시오.

대화 2

책임간호원: 약을 쓰는 방법에는 어떤 것들이 있는지 설명해 보시겠습니까?

학 생: 약은 환자에게 구복하거나 주사를 하든가 흡인하는 방법으로 쓰며 외부에 바르는 방법으로도 씁니다.

책임간호원: 먹는 약에는 어떤 종류가 있습니까?

학 생: 알약, 가루약 또는 물약과 같은 형태가 있습니다.

책임간호원: 진정약, 열내림약, 기침약, 강심약, 오줌내기약, 위의 산도를 낮추는 약은 언제 환자에게 주어야 합니까?

학 생: 식사 후 2시간이나 식사 전 1시간에 주어야 합니다.

책임간호원: 주사하는 방법은 어떤 것들이 있습니까?

학 생: 피하주사, 근육주사, 정맥주사, 동맥주사가 있습니다.

책임간호원: 주의할 점은 무엇입니까?

학 생: 소독을 철저히 하여야 합니다. 표준조작을 엄격히 지켜야 하며 천천히 주사하여야 합니다. 항생제, 혈청류 등 과민성 반응을 일으킬 수 있는 약제는 반드시 과민성 반응 검사를 한 후에 주사하여야 합니다.

책임간호원: 흡인하는 방법으로 쓰는 약은 어떤 것이 있습니까?

학　　생: 약의 흡입은 주로 마취약 또는 가스, 김 형태의 휘발하는 약을 페로부터 흡수시키기 위하여 사용합니다. 가스 형태의 약은 페로부터 빨리 흡수되므로 효과가 빨리 나타나고 배설이 빠르므로 작용 지속시간이 짧습니다.

책임간호원: 바르는 방법, 즉 고약을 바르는 방법을 설명해 보십시오.

학　　생: 피부에 바르는 고약은 상처보다 큰 깨끗한 가제천이나 기름종이, 흰천을 몇 겹으로 접고 그 우에 약을 발라 편 다음 상처에 대고 붕대를 감습니다.

책임간호원: 물약과 가루약을 바르는 방법을 설명해 보십시오.

학　　생: 피부표면에 바르는 물약이나 가루약은 약솜이나 깨끗이 씻어 말린 붓에다 묻혀 바르면 됩니다. 뿌리는 약은 솜뭉치에 묻혀서 뿌려줍니다.

책임간호원: 잘 대답했습니다. 간호원은 의사가 처방한 약만을 환자에게 줄 수 있으며 환자는 받은 약을 그 자리에서 먹어야 합니다. 약을 주기 전에 반드시 약 이름과 맞는가를 확인하고 약은 1회분만을 주어야 합니다. 물약을 먹는 그릇 또는 고뿌는 깨끗이 씻어야 하며 한 가지 약을 먹은 다음에는 그 그릇 또는 고뿌를 씻고 다른 약을 주어야 하며 약 먹는 그릇은 환자별로 고정해야 합니다. 마지막으로 환자가 약을 먹은 다음에는 5~10분간 위생선전을 하면서 약 먹는 환자의 상태를 살펴야 합니다.

대화 3

책임간호원: 오늘은 약의 형태에 대해 이야기해 보겠습니다. 약은 형태에 따라 고체약, 액체약, 고약으로 나누는데 여기에는 먹는 약과 바르는 약 등이 속합니다.

학　　생: 고체약에는 어떤 것들이 속합니까?

책임간호원: 고체약에는 가루약, 알약, 환제, 교갑제 등이 속합니다. **알약**은 그대로 또는 다른 물질을 섞어서 일정한 모양으로 압착하여 만든 것입니다. **환제**는 약품에 다른 물질을 섞어서 반죽한 다음 동글게 만든 약입니다. **교갑제**는 약을 교갑 속에 넣은 것입니다.

학　　생: 액체약에는 어떤 것이 포함됩니까?

책임간호원: 액체약에는 용액제, 현탁제, 합제, 단물약, 우림약, 즙액, 달임약, 팅크제, 엑스제 등이 있습니다. **용액제**는 약을 어떤 액체에 푼 것입니다. **푼액**에는 흐리거나 앙금이 없어야 합니다. **현탁제**는 푼액 속에 작은 알갱이가 떠있는 약의 형태입니다. 쓸 때 흔들어서 써야 합니다. 알갱이가 액체일 때에는 저어져야 합니다. **합제**는 중조소화불량물약처럼 현탁액, 젖제, 우림약, 달임약 등을 섞어서 만든 먹는 약입니다. **단물약**은 약푼액에 사탕 또는 기타 당류를 넣어 만든 액체약입니다. **우림약**은 고려약을 잘게 썰어 물에 넣고 약 5분 동안 끓인 다음 45분정도 두었다가 천으로 짜서 만든 것입니다. **즙액**은 신선한 고려약을 깨끗한 물로 씻고 물기가 있을 때 압착기 또는 깨끗한 바위돌우에 짓쮷어 천으로 짜서 만든 것입니다. **팅크제**는 약의 유효성분을 알콜로서 우려낸 약인데 오미자팅크 같은 것입니다. **엑스제**는 약의 유효성분을 일정한 정도 물, 알콜, 에테르 등에 푼액으로 우려낸 다음 일정한 온도에서 푼액의 일부 또는 전부를 증발시킨 것입니다.

학　　생: 고약에는 어떤 것이 있습니까?

책임간호원: 고약에는 무른 고약, 굳은 고약, 문지름 고약 등이 있습니다.

학　　생: 어떻게 다릅니까?

책임간호원: **무른 고약**은 엉킨 돼지기름 정도의 굳기를 가진 고약입니다. 여기에 주약이 25% 이상 들어간 것은 파스타라고 합니다. **굳은 고약**은 방안 온도에서는 고체이고 37°C에서 묽어지면서 진득진득 해지는 것을 바르는 약인데 조선고약, 액체반창고 같은 것입니다. **문지름 고약**은 기름에 알카리 또는 어떤 약을 함유한 비누 또는 알카리액을 섞어서 만든 약인데 무른 고약보다 더 묽습니다. **좌약**은 홍문, 질 등에 넣을 수 있도록 일정한 형태로 만든 약입니다.

7. 점적주사와 수혈간호

대화 1

간호원: 안녕하십니까, 김동무. 점적주사를 맞을 시간입니다.

환 자: 안녕하십니까. 준비되었습니다.

간호원: 좋습니다. 혹시 성함을 알려 주시겠습니까? 제가 지금 성함을 확인하겠습니다.

환 자: 저의 이름은 김**라고 합니다.

간호원: 네. (물품을 깨끗한 책상 옆에 놓음) 혹시 편하게 누우실 수 있습니까?

환 자: 예. (바로 누움)

간호원: (점적주사 검사, 점적주사 도구 열기, 점적 가방 련결) 혹시 이틀 전에 맞은 점적이 무엇인지 기억하십니까?

환 자: 포도당과 피멎이약이 아닙니까? 오늘은 다릅니까?

간호원: 예, 포도당과 피멎이약 제외하고 오늘 담당의사선생님이 세파로신을 추가하였는데 이는 항생제입니다.

환 자: 제가 왜 항생제를 맞아야 합니까?

간호원: 동지는 중등 정도의 미열이 있기 때문입니다. (점적체계를 준비함) 혹시 위생실에 가시겠습니까?

환 자: 아닙니다.

간호원: 주사하겠습니다. 어느 손에 주사하면 더 편하시겠습니까?

환 자: 오른쪽 손입니다.

간호원: 예, 오른쪽 손을 내밀어보십시오. 제가 주사 놓을 부위 정맥을 선정하겠습니다.

환 자: 예, 혹시 이것이 구혈대입니까? 매번 정맥주사 때 구혈대를 왜 사용하십니까?

간호원: 예, 구혈대입니다. 정맥주사 때 구혈대를 팔굽관절의 웃쪽에 매어 사용함으로써 피가 역류하는 것을 차단하며, 정맥혈관을 잘 보이게 하고, 동맥혈액 공급에 영향을 주지 않기 위함입니다.

환 자: 예, 알겠습니다.

간호원: (주사 부위를 처음에 옥도정기를 바르고 다시 알콜로 소독함) 김동무, 제가 바늘 꽂겠습니다. 조금 아플 수 있습니다.

환　자: 예, 괜찮습니다. 저는 견딜 수 있습니다.

간호원: (바늘과 련결관을 련결시키며 집게를 풀어놓고 무균 가제천으로 바늘을 보호하고 고정함) 다 되었습니다. 불편한 부분이 있습니까?

환　자: 없습니다. 혹시 점적 속도를 조금 빨리 조절해도 됩니까?

간호원: 예, 액체를 넣는 속도는 일반적으로 1분에 40방울로 하나, 동지는 충수염을 제외하고 다른 특별한 엄중 질병이 없기 때문에 점적 속도를 조금 빨리 조절해도 되지만 1분에 60방울을 초과하지 말아야 됩니다.

환　자: 간호원 동지, 고맙습니다.

간호원: 괜찮습니다. 혹시 일이 있으시면 언제든지 저를 불러주십시오. 저는 매시간마다 김동무를 보러오겠습니다. 나중에 뵙겠습니다.

환　자: 수고하셨습니다.

대화 2

책임간호원: 아까 수혈을 마친 환자 보러 갑시다.

담당간호원: 예, 이쪽입니다.

책임간호원: 환자의 체온은 어떠합니까? 수혈한 다음 무슨 증상이 있습니까?

담당간호원: 37℃입니다. 특별한 증상은 없습니다.

책임간호원: 예, 좋습니다. 수혈 후 흔한 부작용은 고열이기 때문에 특히 환자상태를 잘 관찰하여야 합니다.

담당간호원: 네, 환자의 몸을 따뜻하게 포단을 덮어드렸습니다.

책임간호원: 잘했습니다.

담당간호원: 아까 혈장을 랭장고에서 꺼낸 다음 1시간 안으로 수혈하였고 점적 속도는 1분 동안에 40방울 조절하였습니다.

책임간호원: 예, 부작용이 나타나면 즉시 의사에게 보고해야 하고 의사의 지시에 따라 강심대책과 디메드럴 등 진정제, 탈감작제를 빨리 준비해야 합니다.

담당간호원: 예, 협심증, 공기색전, 용혈반응은 모두 수혈의 부작용이므로 우리

간호원들은 수혈할 때 특히 수혈규정의 모든 요구를 철저히 지키기 위해 노력합니다.

책임간호원: 예, 수고합니다.

담당간호원: 응당 해야 할 일입니다.

8. 수술간호

대화 1

간호원: 안녕하십니까? 김동지. 오늘 느낌은 어떠합니까?

환 자: 괜찮습니다.

간호원: 래일 수술하시는데 이미 알고 있으리라 생각합니다. 의사선생님께서 어떤 수술을 하는지 알려 주셨습니까?

환 자: 예, 알려줬습니다. 위궤양이 점점 심해져 래일 부분위절제술을 한다고 하셨습니다.

간호원: 예, 그럼 수술 전 준비에 대해 말씀드리겠습니다. 혹시 문제가 있으시면 언제든지 알려 주십시오. 수술동의서에 수표하셨습니까?

환 자: 예, 수표했습니다. 이것이 동의서입니다.

간호원: 오늘 오후에 저희가 수술 전 제모 및 피부정결을 하겠습니다. 제모 범위는 흉부 아래부터 하복부 사이의 피부입니다.

환 자: 예, 알겠습니다.

간호원: 그리고 오늘 저녁 식사는 액체식으로 드시고, 저녁 식사 이후 굶으십시오. 저녁 9시에 저희가 관장을 해 드리겠습니다.

환 자: 고맙습니다. 래일 오전 몇 시 수술실에 들어갑니까?

간호원: 수술은 오전 8시에 시작합니다. 수술실에 들어가기 30~45분 전에 수술 전 약물치료가 있습니다.

환 자: 제가 그럼 수술실에 얼마동안 있어야 합니까? 그리고 언제쯤 호실에 돌아올 수 있습니까?

간호원: 확답을 드리기 어렵습니다. 동지의 수술진행 정황과 마취회복 정황을 봐야 합니다.

환　자: 알겠습니다. 이 수술은 큰 수술이라 저는 긴장하고 걱정됩니다.

간호원: 너무 걱정하지 마십시오. 숨을 크게 들이시고, 진정을 하십시오.

환　자: 고맙습니다. 이런 수술은 많이 아픕니까?

간호원: 래일에 전신마취를 하므로 수술 도중 아픔을 느끼지 못할 것입니다. 수술 후, 호실에 돌아오면 아마 어지럽고 아픔을 느낄 것입니다. 그러나 아픔을 느끼시고 저희한테 알려 주시면 담당의사선생님께서 아픔멎이약을 처방을 해 드릴 것입니다.

환　자: 고맙습니다. 조금 안심이 됩니다.

간호원: 예, 좋습니다.

환　자: 수술 후, 아마 오줌누기가 어려울 수 있습니다. 지금부터 수술 후 준비를 위해 침대 우에서 소변기로 오줌 누는 련습을 하십시오. 수술 후 15~16시간 지났는데 오줌을 누지 못하면 도뇨를 해야 하기에 련습을 잘 해야 합니다.

환　자: 예.

간호원: 래일 아침에 저희가 위관을 삽입하도록 하겠습니다. 위관은 코에서 위까지 삽입하는 것으로 흡입장치를 련결할 것인데 수술 후 위 내용물을 흡인할 것입니다. 수술과 마취는 소화계통에 영향이 크므로 장내 류동이 원활하지 않을 수 있어 위관을 삽입하여 위 내용물을 배출해야 합니다.

환　자: 알겠습니다.

대화 2

(마취에서 벗어나기 전)

간 호 원: 김동지, 수고하셨습니다. 수술이 성공적입니다.

환　　자: 메스껍습니다.

간 호 원: 마취에서 벗어나면서 그런 경우가 있습니다. 얼굴을 옆돌리고 그릇을 대드릴테니 그릇에 게우면 됩니다.

간 호 원: 실습간호원 동무, 수술직후 간호에서 무엇이 중요한지 압니까?

실습간호원: 몸가짐과 숨열어주기가 중요합니다.

간 호 원: 맞습니다. 환자를 침대 우에 반듯이 눕힙니다. 숨길을 열어주며 혀가

내려앉는 것을 막기 위하여 턱을 앞으로 내밀고 얼굴을 옆으로 돌리게 합니다. 다음 분비물을 빨아내고 필요에 따라 입을 다물지 못하게 기재를 물립니다. 또 무엇이 있습니까?

실습간호원: 보온을 잘 해야 합니다.

간 호 원: 예. 여름철이라도 환자의 몸을 덥게 하여야 합니다. 몸이 차거나 팔, 다리가 차면 쇼크를 일으킬 수 있습니다. 간호원들은 교대할 때 보온대책에 대하여 반드시 인계하여야 합니다. 그리고 이 환자처럼 마취에서 깨어나면서 게울 때가 있는데 위 내용물이 숨길 안으로 들어가지 않도록 얼굴을 옆으로 돌리고 그릇을 대주어야 합니다.

실습간호원: 환자가 흥분 상태로 진정하지 못하고 움직이면 어떻게 해야 합니까?

간 호 원: 그럴 때에는 침대 우에서 떨어질 수 있기 때문에 잘 간호해야 합니다. 또 수액이나 수혈을 보충할 때 무의식간에 점적체계를 환자가 떼버리지 않도록 잘 보아야 합니다.

실습간호원: 알겠습니다.

(수술 후 호실에서)

간호원: 저는 동무의 맥박, 호흡, 혈압 등을 15분마다 재고, 수술창에 출혈이 있는지를 자주 살피겠습니다.

환 자: 간호원 동무, 상처가 너무 아픈데, 혹시 아픔을 작게 해 주실 수 있습니까?

간호원: 당연합니다. 보통 수술 후 6~7시간에 심하게 나타나게 됩니다. 제가 동지의 정황을 의사선생님한테 알려드리고 아픔멎이약을 주겠습니다.

환 자: 고맙습니다.

간호원: 오줌은 누셨습니까?

환 자: 아닙니다. 오줌이 나오지 않습니다.

간호원: 방광을 덥게 하는 것이 필요합니다. 더운 물주머니를 대고 계십시오. 그리고 수도꼭지를 틀어 물이 나오는 것을 보면 도움이 될 겁니다. 수술 후 긴 시간이 지났는데 저 혼자 오줌을 누지 못하면 도뇨를 하여야 합니다.

환 자: 예.

간호원: 상처부위 붕대를 봅시다. 붕대는 건조하고 깨끗합니다. 긴장하지 마시

고, 상태가 점점 좋아질 것입니다.

환 자: 세심하게 돌봐주어서 고맙습니다.

대화 3

간호원: 이제 조금 있으면 퇴원을 하셔도 되겠습니다. 제가 퇴원 후 할 일들을 알려드리겠습니다.

환 자: 예, 고맙습니다. 김의사선생님은 제가 며칠 후에 퇴원 가능하다고 합니다.

간호원: 제가 집에 가서 치료를 어떻게 할 것인지 설명할 때 혹시 알아듣지 못한 부분이나 모를 것이 있으면 그 자리에서 물어보십시오.

환 자: 좋습니다.

간호원: 우선, 드시는 것에 대해 제한은 없습니다. 드시고 싶은 음식이 있으시면 마음껏 드십시오. 그리고, 2주 이내 아랫배에 힘을 많이 주지 마십시오. 례를 들면 무거운 짐을 들거나 격렬한 운동은 하지 마십시오.

환 자: 알겠습니다.

간호원: 혹시 열이 나거나, 메스꺼움, 배아픔이 심한 경우, 외래 최의사선생님을 찾으십시오.

환 자: 예, 알겠습니다.

간호원: 혹시 불편한 증상이나 문제가 있으시면 언제든지 저희와 련락하십시오.

환 자: 고맙습니다.

간호원: 퇴원하기 전에 목욕을 하시고, 매일 치료체육을 하십시오. 침대에 내려오는 시간을 늘이시고, 가벼운 일상활동은 할 수 있습니다. 하지만 피로하시면 충분한 휴식을 하십시오.

환 자: 예, 알겠습니다.

간호원: 견디기 어렵거나 불편한 것을 제외하고 낮에는 최대한 일어나셔서 활동하십시오. 그리고 목욕할 때 절대 상처부위는 씻지 마십시오. 목욕 대야는 최대한 사용하지 마십시오.

환 자: 알겠습니다. 고맙습니다.

간호원: 뭘요.

9. 심리간호

대화 1

간호원: 리동무, 어제 밤 근무간호원이 말하기를 리동무가 밤새도록 뒤척이고 한숨만 쉬었다고 하는데 혹시 무슨 힘든 일 있습니까?

환 자: 예, 잠이 오지 않았습니다.

간호원: 왜 잠이 오지 않았는지 말씀해 주실 수 있습니까?

환 자: 어제 저의 위내시경 조직검사 결과가 나온 것을 알고 있습니다. 그런데 의사선생님께서 검사 결과에 대해 한 마디도 말씀하지 않으셨습니다.

간호원: 의사선생님께서 다른 이야기는 하지 않으셨습니까?

환 자: 저 보고 치료과정에 잘 협조하라고만 하였습니다. 제 느낌에 검사 결과가 좋지 않기에 저한테 알려 주지 않는 것 같습니다.

간호원: 리동무가 너무 심각하게 생각하고 계신 건 아닙니까? 혹시 검사 결과가 특별한 게 없어서 아무 이야기를 하지 않았을 수도 있지 않습니까?

환 자: 아닙니다. 저의 아버님도 10년 전에 페암으로 사망하셨습니다. 암은 유전된다고 하던데…

간호원: 그러나 유전적인 영향은 개인적인 차이가 있습니다.

환 자: 아버님이 돌아가시기 전에 제가 계속 간호를 했습니다. 그 고통은 견디기 어려우며 무서운 경험이었습니다.

간호원: 그러나 10년 사이 의학도 많이 발전하고, 만약 지금 아버님이 치료 받으신다면 그 때만큼 고통스럽지 않았을 겁니다.

환 자: 만약 내가 암에 걸렸다면, 폐인과 같고 가족들에게 부담만 주게 되니 죽기보다 못할 것 같습니다.

간호원: 그렇게 생각하지 마십시오. 동무의 가족과 동지들 모두 동지를 필요로 하고 있습니다. 그들을 두고 떠날 자신 있으십니까?

환 자: 그런데 난 곧 죽습니다. 더 이상 그들을 돌볼 시간이 없습니다.

간호원: 의사선생님께서 아직 명확한 진단을 내리지 않으셨습니다. 가령 암이라 할 지라도 암은 더 이상 불치병이 아닙니다. 암환자의 생존기간은 길어지고 있고 생존률도 높아지고 있습니다. 리동무한테 지금 제일 중요한

것은 마음을 편하게 가지는 것입니다.

환　자: 알겠습니다. 노력해보겠습니다.

대화 2

환　자: 래일 위내시경검사가 정말 걱정됩니다. 큰 수술을 하는 사람들에 비하면 제가 지금 위내시경검사를 걱정하는 것이 너무 우습지 않습니까?

간호원: 아닙니다. 저는 동지의 걱정되는 마음을 리해할 수 있습니다. 지난 번 저의 아버지도 위내시경검사를 하실 때 매우 불안해하셨습니다. 저한테 무엇이 제일 걱정되는지 말씀해 주실 수 있으십니까?

환　자: 위경이 내 몸 속에 들어갈 때 너무 고통스러우면 검사가 잘 되지 못할가봐 걱정되고 위내시경을 하다가 출혈이 생길가봐도 걱정됩니다. 래일 어느 의사 선생님이 검사를 하는지 아십니까?

간호원: 걱정하시는 것에 대해 리해할 수 있습니다. 그러나 너무 걱정하실 필요는 없습니다. 요즘 위내시경은 매우 가늘어서 너무 고통스럽지는 않을 뿐더러 출혈도 일으킬 가능성이 매우 적습니다. 매일 여러 명의 환자를 검사하지만 출혈이 발생한 경우는 거의 없었습니다. 그리고 래일 담당의사선생님이 직접 검사를 할 것입니다.

환　자: 고맙습니다. 이제 한잠 푹 잘 수 있을 것 같습니다.

대화 3

간호원: 김동지, 동지가 치료를 포기하면 아내와 아들이 얼마나 슬퍼할지 생각해 본 적 있습니까?

환　자: 매번 수술 때마다 그들이 나를 위해 휴가를 내고 밤낮으로 간호하면서 함께 해주었기에 더 이상 그들을 귀찮게 하고 싶지 않아서 그렇습니다

간호원: 그런데 그렇게 하는 것은 가족들이 동지를 사랑해서라는 생각은 안 해 보셨습니까? 만약 김동지가 치료를 포기하면 가족들이 안심하고 일하고 생활할 수 있겠습니까? 가족들은 늘 당신의 안위를 걱정할 것입니다. 만약 동지가 가족의 옆을 영원히 떠나게 된다면 그들이 평생 슬퍼하고 힘들어하지 않을 것이라 생각하십니까?

환 자: 절단은 내가 장애인이 된다는 것을 의미하는데 나는 이 사실을 받아들일 수가 없습니다.

간호원: 예, 다리를 잃는다는 것은 신체적으로 그리고 심리적으로도 고통스러운 경험일 것입니다. 그러나 이것이 당신을 살게 하고, 가정의 온전함을 유지하게 한다면 이 잔혹한 현실을 받아들여야 하지 않습니까? 그리고 의족을 하는 방법도 있고 회복이 잘 된다면 예전과 비교했을 때 너무 큰 변화는 생기지 않을 수도 있습니다.

환 자: 절단수술을 하고 나서도 재발할 수 있습니까?

간호원: 화학치료와 방사선치료를 견지한다면 재발을 예방할 수 있을 것입니다.

환 자: 그렇게 하는 수 밖에 없습니다. 동무의 말을 듣고 나니 희망이 생긴 것 같습니다. 고맙습니다.

10. 의약품의 접수, 보관과 관리법

신입간호원: 간호장동지, 의사선생님 처방에 따라서 약국에서 약을 타오면 됩니까?

간 호 장: 응, 그래. 특히 마취제(또는 진통제)는 개별적인 처방에 따라 (마취제는 담당의사, 과장, 기술부원장, 원장, 약제사의 수표를 모두 받아야 함) 마취제 입출대장에 등록하고 처방과 함께 약국조제실에 가지고 가서 약을 타와야 해.

신입간호원: 약을 타온 다음 어떻게 보관하면 됩니까?

간 호 장: 마취제는 마취제함에 넣은 다음 자물쇠로 이중보관장치한 약장에 보관해라. 그리고 병원실에서 의약품의 접수는 매주 또는 공급계획(할당표)에 지정된 날자에 진행되며 정기공급과 응급처치시 공급해야 하는 수요를 보장하기 위해서 추가적으로 더 공급받을 수 있어.

신입간호원: 혹시 약장이 하나인 경우는 어떻게 해야 합니까?

간 호 장: 약장은 항상 질서있게 정돈되여 있어야 하고 먹는 약과 바르는 약은 서로 다른 약장에 보관해야 해. 약장이 하나인 경우는 다른 당반에 보관해야 해.

신입간호원: 약물보관시 무엇을 주의해야 합니까?

간 호 장: 약물보관을 잘못하면 변질될 수 있어. 침전물이 생기거나 약 색갈이 흐려지고 곰팡이가 생길 수 있으니 약물을 오래동안 변질되지 않도록 하기 위해 노력해야 해. 액체약물은 어떻게 하면 좋을까?

신입간호원: 액체약물은 서늘한 곳에 두고 여름에는 약병 그대로 선동실에 보관하면 될 것 같습니다

간 호 장: 응, 맞아. 특히 알콜용액, 에테르용액들은 쉽게 증발되서 농도가 높아지기 때문에 마개가 잘 밀폐된 병들에 보관해야 해.

신입간호원: 예, 해빛에 변질될 수 있는 약물들은 어떻게 해야 합니까?

간 호 장: 반드시 색이 있는 병에 넣거나 검은 종이로 싸서 보관해야 하며 습기방지를 위해 약물을 잘 관리해야 해.

신입간호원: 네, 간호장, 많이 배웠습니다.

간 호 장: 그럼 다시 한번 의약품 관리규정에 대해 정리해 보자. 과에서의 의약품 관리는 주로 과장선생님이 책임지며 입원환자에게 주는 약물은 내가 보관 관리하며 나는 매일 하루용씩 호실담당 간호원에게 내 주어.

신입간호원: 알겠습니다. 그럼 먹는약, 주사약, 외상약들을 선별해서 간호장함에 넣어 약장에 보관하면 됩니까?

간 호 장: 꼭 자물쇠로 잠구어야 해. 그리고 약국에서 받은 의약품의 포장과 약품명을 고쳐서는 절대 안 돼.

신입간호원: 알겠습니다. 구급함약은 어떻게 관리하면 됩니까?

간 호 장: 구급함약의 약품명세를 2부를 만들어 1부는 약국에 보내고 다른 1부는 구급상자에 붙여야 해. 구급상자에서 구급약을 쓴 의사는 즉시 처방을 써야 하며 나는 이를 종합해서 다시 구급상자에 보충해야 해.

신입간호원: 구급상자는 주로 간호장동지가 관리한다고 생각하겠습니다. 잘 알겠습니다. 고맙습니다.

Ⅲ. 증상별 간호

1. 호흡기계통 환자의 증상간호

대화 1

간 호 원: 어떻게 오셨습니까?

환자가족: 우리 아이가 기관지폐염이라는데 원인이 무엇입니까?

간 호 원: 페염은 주로 몸의 면역이 낮아져서 오는데 요인으로는 감기, 과로, 랭기, 심장쇠약 등도 있습니다.

환자가족: 아이가 열이 나고 오한이 나는데 어떻게 해야 합니까?

간 호 원: 열이 높으면 흥분하거나 의식이 흐려질 수 있으니까 환자 곁을 떠나지 말고 머리에 찬 물찜질을 해주십시오. 오한이 나면 더운 물을 마시게 하고 몸을 따뜻하게 해야 합니다. 지금 체온을 한번 재보겠습니다. 아까보다 체온이 더 높아졌습니다. 의사선생님한테 말해서 열내림약을 떼 달라고 하겠습니다.

환자가족: 그럼 기다리면 됩니까?

간 호 원: 환자의 몸은 깨끗하게 하고 땀을 자주 닦아내고 속옷도 자주 갈아입히면 좋습니다.

환자가족: 점심시간인데 식사는 어떻게 해야 합니까?

간 호 원: 지금은 열이 높아서 미음이나 죽을 먹이면 좋습니다. 열이 조금 내리고 병세가 좋아지면 고기국, 닭알 등 소화되기 쉽고 영양가가 높은 음식을 먹이면 좋습니다. 그리고 해빛이 잘 들게 창가에 다른 물건을 두지 말고 호실의 공기갈이를 자주 시켜주십시오.

환자가족: 고맙습니다.

대화 2

학　생: 안녕하십니까?

간호원: 네. 입원실로 가서 환자상태를 확인하러 갑시다.

학 생: 네.

간호원: 이 어린이는 어제 밤에 돌림감기에 걸려서 고열과 경련이 일어나서 새로 입원한 환자입니다. 경과기록표를 보십시오. 환자의 체온이 아침에 얼마였습니까?

학 생: 입원할 때 40.2℃ 였는데 아스피린과 피라미돈을 먹고 현재 체온은 37.8℃이고 경련도 일으키지 않고 안정되였습니다.

간호원: 좋습니다. 또 어떤 부분에 주의해서 간호해야 합니까?

학 생: 방 안의 온도를 적당하게 유지하고 방 안 공기를 자주 갈아주며 열이 날 때에는 이마에 찬 물찜질을 해 주고 입 안이 마르지 않도록 물을 조금씩 먹여야 합니다.

간호원: 맞습니다. 돌림감기는 초기증상이 없이 갑자기 38~40℃의 높은 열이 나면서 머리가 몹시 아픕니다. 처음에는 뼈마디아픔, 허리아픔, 눈주위아픔 등 전신 중독 증상이 뚜렷하게 나타나고 열이 더 오르면 전신 중독 증상이 점차 약해지고 기침이 나며 코물과 가래가 많아지는 등 호흡기 증상이 더 심해질 수 있기 때문에 잘 관찰해야 합니다.

학 생: 알겠습니다. 고맙습니다.

2. 소화기계통 환자의 증상간호

대화 1

학 생: 통증은 늘 환자를 고통스럽게 하는데 통증은 무엇입니까?

간호원: 통증은 말초신경이 자극을 받아 생기게 되는 환자가 고통을 느끼게 하는 감각입니다.

학 생: 통증의 형태에는 어떤 것이 있습니까?

간호원: 통증은 누름 통증, 둔한 통증, 치미는 통증, 쑤시는 통증, 박동성 통증 등이 있습니다.

학 생: 통증은 보통 얼마나 오랜 시간 지속됩니까?

간호원: 통증은 지속적인 통증일 수도 있고 발작적인 통증일 수도 있습니다.

학　생: 사람들이 배아픔을 느끼는 경우가 많은데 그건 무슨 원인입니까?

간호원: 감염, 담도질병, 중독, 월경이상, 암, 궤양 등 경우일 수가 있습니다.

학　생: 원인이 이렇게 다양합니까? 통증이 있을 때 어떻게 하면 통증이 멎을 수 있습니까?

간호원: 진통제나 진정제를 먹으면 통증이 줄어들 수 있습니다.

학　생: 약을 먹지 않는 방법은 있습니까?

간호원: 더운 찜질을 하거나 체위를 변화시키거나 휴식을 하는 것도 도움이 될 수 있습니다.

학　생: 고맙습니다.

대화 2

의　사: 오늘은 환자에 대한 의학적 관찰에 대해 알아봅시다. 환자를 관찰할 때 환자의 얼굴표정, 피부의 색, 영양상태, 몸질량, 몸가짐과 걸음세 모두를 자세히 살펴야 합니다.

학　생: 예, 알겠습니다. 얼굴표정을 보고 환자가 불안해 하는지 알 수 있고 특정 질병인 갑상선기능항진증일 때 환자는 눈알이 나오고 목이 불어난 것을 본 적 있습니다. 그런데 선생님, 몸가짐과 걸음걸이로 어떻게 질병을 판단합니까?

의　사: 어제 환자 기억납니까? 급성충수염 환자 말입니다.

학　생: 예, 기억납니다. 그 환자는 주로 허리와 오른쪽 다리를 구부린 것 같았습니다.

의　사: 환자가 왜 그런 자세를 취했다고 생각합니까?

학　생: 음, 아픈 곳을 나타내려고 한 것 같습니다.

의　사: 맞습니다. 일반적으로 환자들은 자기가 아픈 곳을 보호하려고, 즉 자극을 덜 받으려고 그런 자세를 취하게 됩니다.

학　생: 알겠습니다.

의　사: 그리고 피부의 색갈도 잘 관찰해야 합니다.

학　생: 사례를 들면 피부가 누런 색을 띠면 간이나 담도에 문제 있습니다.

의　사: 맞습니다. 특히 팔, 다리의 피부 및 손발가락, 얼굴, 입술 등이 파래지면

순환기 장애가 있다는 것을 암시합니다.

학 생: 알겠습니다. 오늘도 많이 배웠습니다. 고맙습니다.

3. 순환기계통 환자의 증상간호

간호원: 협심증 때문에 입원하신 김**동무 맞습니까?

환 자: 예, 맞습니다. 갑자기 심장부위가 아프고 왼쪽 어깨와 팔도 같이 아파서 병원에 왔습니다.

간호원: 지금은 어떻습니까?

환 자: 어제 저녁에 비해 훨씬 좋아졌습니다. 심장부위만 아프지 않으면 평소와 별 다른 점이 없습니다.

간호원: 심장부위 통증은 언제부터 있었습니까?

환 자: 조금씩 아프기 시작한지는 반년 정도 되였습니다. 지난 주부터 더 심해져서 병원에 왔습니다.

간호원: 어떤 아픔입니까? 찌르는 듯한 아픔입니까? 아니면 치미는 아픔입니까?

환 자: 가슴을 압박하는 것 같은 느낌이고 숨이 가쁩니다.

간호원: 심장부위가 아플 때 주로 무슨 일을 하고 있었습니까?

환 자: 자전거를 탈 때 가슴부위가 아파서 잠깐 자전거에서 내려서 휴식해야 통증이 괜찮아졌습니다. 요즘은 걸어다니다가도 가슴이 아픕니다.

간호원: 가슴이 아플 때 다른 부위는 어떠합니까?

환 자: 어깨와 등 쪽도 아픕니다.

간호원: 의사선생님이 처방해 주신 약은 꼭 제 시간에 드셔야 합니다. 협심증은 관상동맥에서 심근에 필요한 량의 피를 제대로 공급하지 못해서 발작적으로 일어나는 심장부위의 아픔인데 압박감을 주요 증상으로 하는 증후군을 말합니다. 증상은 갑자기 심장부위에서 심한 아픔이 발작적으로 일어나 왼쪽 어깨와 팔로 뻗칩니다.

환 자: 고맙습니다.

간호원: 술과 담배는 되도록 줄이시고 편하게 계십시오. 다음 회진 때 또 오겠습니다.

4. 비뇨기계통 환자의 증상간호

대화 1

의　사: 통증은 언제부터 시작되였습니까?

환　자: 지난 주부터 오줌눌 때 아프고 매번 오줌량은 아주 적어졌습니다. 그리고 오줌 눌 때마다 작열감같이 아프고 때로는 피덩이가 따라 나옵니다.

의　사: 어디가 아픕니까?

환　자: 아랫배가 아픕니다.

의　사: 허리는 아픕니까?

환　자: 가끔 아픕니다.

의　사: 열은 납니까?

환　자: 이번에는 열이 나지 않는데 지난 번에는 열이 났습니다.

의　사: 지난 번에는 열이 얼마나 오래 났습니까?

환　자: 열내림약을 먹고 바로 내렸습니다.

의　사: 화장실은 자주 갑니까?

환　자: 예. 어떤 때에는 오줌이 저절로 나갈 때도 있습니다.

의　사: 밤에는 오줌 누려고 일어납니까?

환　자: 아닙니다.

의　사: 가족 중에 비뇨기계 염증 환자가 있습니까?

환　자: 저의 어머니가 9년간 비뇨기 감염으로 고생하고 있습니다. 약을 끊으면 증상이 또 나타납니다.

의　사: 콩팥과 방광 렌트겐검사와 혈액검사를 해야 합니다.

환　자: 알겠습니다.

대화 2

간호원: 급성콩팥염으로 입원한 김동무 맞습니까?

환　자: 네, 맞습니다.

간호원: 혈압 좀 재보겠습니다.

환　자: 혈압이 얼마입니까?

간호원: 160/100mmHg입니다.

환　자: 요즘 허리도 아프고 눈가에 분 것이 빠지지 않고 얼굴도 붓습니다. 입맛도 없고 온 몸이 불편합니다.

간호원: 급성콩팥염 때문에 그런 증상이 나타난 것입니다. 1~2주는 침대에 누워 절대 안정을 취하는 것이 좋습니다. 몸을 따뜻하게 하는 것이 좋은데 더운 물주머니를 가져올테니 콩팥 부위에 찜질을 해 주십시오.

환　자: 음식은 어떻게 먹어야 합니까?

간호원: 음식은 단백질과 소금, 물을 제한하고 탄수화물과 지방을 충분히 먹어야 합니다. 증상이 좋아지면 소금과 단백질량을 조금씩 늘일 수 있습니다.

환　자: 지금 저한테 주신 약은 무슨 약입니까?

간호원: 혈압내림약입니다. 급성콩팥염으로 혈압이 많이 높아져 의사선생님이 떼주셨습니다.

환　자: 그럼 이제 계속 고혈압으로 살아야 합니까?

간호원: 급성콩팥염이 잘 치료되면 혈압도 내리게 됩니다. 너무 걱정하지 마십시오.

환　자: 오줌량도 줄고 힘듭니다. 아까 의사선생님이 리뇨제와 항생제를 떼준다고 했는데 치료를 하면 좋아집니까?

간호원: 네, 치료를 하면 좋아질 것입니다. 그리고 이제 퇴원하고 나서는 몸단련을 해서 감기에 걸리지 않게 하고 편도염과 같은 상기도염증과 피부염을 제때에 치료해서 다시 재발하지 않게 예방하는 것이 중요합니다.

환　자: 고맙습니다.

5. 전염병 환자의 증상간호

학　생: 7호실 박동무는 돌림간염 때문에 입원한 게 맞습니까?

간호원: 맞습니다.

학　생: 돌림간염은 어떻게 걸리는 것입니까?

간호원: 돌림간염은 간염비루스로 오염된 음식물, 여러 가지 물품, 파리 등을 통해서 건강한 사람의 입으로 들어가게 됩니다. 또 수혈, 주사, 수술할 때 철저한 소독을 하지 않은 기구를 통해서 사람 몸에 들어갈 수도 있습니다.

학　생: 어떤 증상이 있습니까?

간호원: 증상은 잠복기, 전구기, 황달기, 회복기 등으로 나누어 진행됩니다. 처음부터 온 몸이 노근하고 열이 나며 머리가 아픕니다. 그리고 박동무의 경우 배가 아프다고 하고 입맛이 없고 메스껍고 게우기도 하고 명치 끝이 아파서 병원에 오게 된 경우입니다.

학　생: 예방하는 방법은 없습니까?

간호원: 이 병을 예방하자면 모든 근로자들에게 위생선전을 활발히 벌려야 합니다. 그리고 전염원에 대한 대책을 세워야 하고 환자를 제때에 입원격리시키며 예방검진을 계획적으로 해야 합니다.

학　생: 박동무의 가족들이 돌림간염에 걸릴 위험은 없습니까?

간호원: 박동무와 접촉한 동무들도 40일간 의학적 관찰을 받아야 합니다. 그리고 돌림간염을 앓고 난 환자들과 만성간염환자들은 등록하고 체계적인 검진과 치료예방대책을 세워야 합니다.

학　생: 박동무 입원기간에 박동무가 사용한 물건은 어떻게 관리합니까?

간호원: 모든 의료기구를 고압멸균소독하고 반드시 건당 개별화해야 합니다. 특히 주사기 소독을 철저히 하여야 합니다.

학　생: 식사는 따로 준비해야 합니까?

간호원: 간염식사의 원칙은 고열량, 고단백, 고비타민을 주는 것인데 황달이 심하지 않는 한 지방을 엄격히 제한할 필요는 없습니다. 그리고 간염환자는 저항력이 약하고 감염을 받기 쉬우므로 입 안과 피부를 깨끗이 해야 합니다.

학　생: 그럼 박동무는 언제 퇴원할 수 있습니까?

간호원: 오줌검사 소견과 간기능검사, 피검사 소견이 정상이고 림상증상이 없어져야 합니다.

학　생: 알겠습니다. 고맙습니다.

6. 만성질환 환자의 간호

대화 1

환　자: 요즘 몸에 힘이 없고 온 몸이 가렵습니다.

간호원: 체중에는 변화가 있었습니까?

환　자: 제 생각에는 많이 줄었습니다.

간호원: 식욕은 어떠합니까?

환　자: 밥은 잘 먹습니다. 그리고 계속 배가 고픈 것 같습니다.

간호원: 물을 많이 마시거나 위생실에 자주 갑니까?

환　자: 물을 자주 많이 마시는데 계속 갈증이 납니다. 위생실에도 자주 갑니다.

간호원: 이런 증상이 나타난지 얼마나 되었습니까?

환　자: 반 년 된 것 같습니다.

간호원: 오줌검사와 피검사를 통해 오줌과 피에 당의 함량을 측정해봐야겠습니다.

환　자: 리의사선생님이 제가 당뇨병이라고 하였습니다.

간호원: 네, 알고 있습니다. 가족 중에 당뇨병인 사람이 있습니까?

환　자: 저의 어머니가 당뇨병을 앓고 있습니다.

간호원: 리의사선생님이 먼저 식사료법과 치료체육으로 치료해보자고 하였습니다. 오늘 먼저 검사하고 3개월 뒤에 식사료법의 효과를 한 번 확인해 봅시다.

환　자: 고맙습니다.

대화 2

간호원: 최동지, 오래간만입니다.

환　자: 네. 머리가 아프고 어지럽고 밤에 잠을 잘 자지 못하고 걸어다닐 때도 숨이 가빠서 왔습니다.

간호원: 최동지가 고혈압 진단을 받은지 얼마나 되셨습니까?

환　자: 8년 되였습니다.

간호원: 혈압 좀 재보겠습니다.

환　자: 네. 어떻습니까?

간호원: 180/110mmHg입니다.

환　자: 지난 번에 처방받은 혈압내림약을 먹고 혈압이 내려가서 한참 먹지 않았습니다.

간호원: 혈압내림약은 꾸준히 드셔야 합니다. 그리고 충분히 휴식하고 식사도 주의해서 드셔야 합니다. 소금을 적게 둬서 싱겁게 먹고 남새와 과일을 많이 드시고 고기를 적게 먹어야 한다고 지난 번에도 말씀드렸던 것 같은데?

환　자: 네. 주의하겠습니다.

간호원: 술과 담배는 끊으셨습니까?

환　자: 지난 번에 술과 담배를 끊으라고 해서 시도했는데 실패했습니다. 담배는 하루에 15대에서 10대로 줄였습니다. 술은 밥 먹을 때 반주로 마십니다.

간호원: 술과 담배를 끊어야 합니다.

환　자: 네, 다시 노력해 보겠습니다. 고맙습니다.

간호원: 의사선생님한테 보고하고 약 처방 받으러 갑시다.

환　자: 네, 알겠습니다.

Ⅳ. 실험검사를 위한 간호

대화 1

환　자: 선생님, 안녕하십니까. 제가 지금 피 뽑아도 됩니까?

간호원: 아침 공복에 해야 하니까 래일 아침에 일찍 오십시오.

환　자: 그러면 언제부터 금식을 해야 합니까?

간호원: 오늘 저녁 5시부터 죽만 드시고 래일 아침은 일체 물도 안 되고 래일 오전까지 여기에 오시기 전까지 아무 것도 드시지 않으면 됩니다.

환　자: 쉽지 않습니다. 저가 원래 먹기 좋아해서요.

간호원: 만약 밥을 먹으면 간기능검사를 할 수 없습니다.

환　자: 그럼 굶어야 하겠습니다.

(다음 날)

간호원: 팔을 내미십시오. 정맥에서 피를 뽑겠습니다.

환　자: 많이 아픕니까?

간호원: 아프지 않습니다. 알콜솜으로 소독한 다음 피를 뽑겠으니 주먹을 쥐십시오.

환　자: 이렇게 하면 됩니까?

간호원: 예, 좋습니다. 피를 다 뽑았으니 손을 펴십시오.

환　자: 선생님, 제가 오줌과 대변검사도 해야 합니까?

간호원: 검사의뢰서를 봅시다. 예, 검사를 해야 하겠습니다. 여기 대변그릇을 받으십시오, 엄지손가락 크키 만한 량을 검사용기 그릇에 담으면 됩니다.

환　자: 알겠습니다. 오줌은 어느 정도 받으면 됩니까?

간호원: 오줌은 래일 아침 첫 오줌을 받아야 하니까 페니실린 병에 받으면 됩니다.

환　자: 알았습니다. 고맙습니다.

간호원: 이젠 검사가 끝났으니까 식사를 해도 됩니다. 결과가 나오면 의사선생님이 알려드릴 겁니다.

환　자: 알겠습니다. 수고하였습니다.

대화 2

간호원: 조영술 검사 할 때 간호원은 무엇을 준비해야 합니까?

학 생: 먼저 환자가 불안해하지 않도록 미리 잘 설명해줘야 합니다.

간호원: 예, 좋습니다. 조영술 검사하기 전에 환자에게 금식을 시켜하는 것을 명심해야 합니다. 콩팥조영술 검사 할 때에는 어떻게 준비해야 합니까?

학 생: 검사하기 전 저녁에는 단백질과 지방이 많은 음식을 위주로 하도록 하고 저녁에 관장을 해야 합니다.

간호원: 물과 식사는 구체적으로 얼마 전부터 제한해야 합니까?

학 생: 물은 1~2일 전부터 제한하고 검사하기 전 12시간 전부터는 일체 마시지 않도록 해야 합니다.

간호원: 맞습니다. 그리고 검사 전에는 꼭 오줌을 누게 하고 요드과민반응검사를 꼭 해야 합니다.

학 생: 그럼 어떤 기구들을 준비해야 합니까?

간호원: 콩팥조영술은 담낭조영술과 준비품이 같으니까 잘 기억하십시오.

학 생: 예, 알겠습니다.

간호원: 준비할 물품으로는 소독된 20ml 주사기와 주사바늘, 고무줄, 옥도정기, 알콜, 소독솜, 핀세트, 바트 등인데 기관초음파 준비는 조금 다릅니다.

학 생: 혹시 가제천이나 수건이 필요합니까?

간호원: 필요합니다. 기관초음파 준비할 기구들은 길이 50cm, 직경 3mm 고무판, 10% 프로카인용액 10ml, 주사기 10ml, 주사기 20ml, 가제천 또는 농반, 수건을 준비해야 합니다.

학 생: 잘 적어두었습니다.

대화 3

간호원: 오늘은 천자법에 대해 공부하도록 하겠습니다. 천자법에는 어떤 종류가 있습니까?

학 생: 흉부천자, 요추천자, 배천자를 할 수 있습니다.

간호원: 예. 천자는 의사가 직접 하기 때문에 간호원들은 준비를 잘 해야 합니다.

학 생: 예, 우선 환자가 불안해하지 않도록 미리 잘 설명해줘야 하고 자세를 잘

취하게 해야 할 것 같습니다.

간호원: 맞습니다. 특히 흉부 천자시에는 환자의 가슴을 아프지 않은 쪽으로 굽히고 아픈 쪽 팔을 머리우로 올려서 흉강을 넓게 해야 합니다.

학 생: 이때 저는 어떻게 해야 합니까?

간호원: 간호원은 반대쪽 옆에 서서 환자가 자세를 정확히 취하도록 도와주어야 합니다.

학 생: 그럼 준비품을 모두 기억해야 합니까?

간호원: 예. 기재와 약품들도 준비해야 하는데 고무판이 달린 흉부천자침 2개, 고무판은 주사기에 적합해야 하며 길이는 10~15cm 정도입니다. 국소마취를 해야 하므로 주사기 20ml 1개, 흡입용 주사기 50ml~100ml 1개, 멸균거즈, 시험관, 프로카인용액, 옥도정기, 알콜소독솜, 핀세트, 농반 붙임띠, 강심제를 준비해야 합니다.

학 생: 강심제는 어떤 환자에게 사용합니까?

간호원: 특히 쇠약한 환자에게 강심대책으로 의사의 지시에 따라서 준비하면 됩니다.

학 생: 알겠습니다. 배천자는 흉부천자와 많이 다릅니까?

간호원: 배천자하기 전에 복대를 감아줘야 하며 복대의 넓이는 15~20cm되게 붕대를 배의 둘레보다 길게 해야 합니다.

학 생: 그럼 환자의 자세는 어떻게 해야 합니까?

간호원: 환자의 자세는 반좌위 혹은 침대모서리에 누워있는 상태로 하며 꼭 오래동안 견딜 수 있는 자세를 취하게 해야 합니다.

학 생: 그럼 천자가 끝나면 침을 제거하고 천자부위에 멸균거즈를 올려주고 붙임띠를 붙이고 복대를 다시 감아주면 됩니까?

간호원: 맞습니다. 특히 천자 후 복압에 의해서 복수가 흘러나오지 않게 하기 위해 천자부위를 될수록 우로 향하게 한 채로 누워있게 해야 합니다.

학 생: 알겠습니다. 오늘도 많이 배웠습니다.

V. 위생선전

대화 1

간호원: 리동무, 오늘은 어떻습니까? 가슴이 아직 아픕니까?

환　자: 아프지 않습니다. 그런데 아직 압박감이 있고 일어설 때 어지럽습니다.

간호원: 의사선생님이 그러시는데 이번 발병 원인이 심장에 혈액 공급이 부족해서 생겼답니다.

환　자: 예, 들었습니다.

간호원: 퇴원하고 집에서 식사할 때 주의해야 할 점에 대해 설명해 드리겠습니다.

환　자: 예.

간호원: 음식은 저지방음식으로 섭취하고 짜게 먹지 말아야 합니다. 적은 량씩 여러 번에 나누어 식사하고 과일과 남새를 많이 섭취하십시오. 과일과 남새는 변비를 예방할 뿐만 아니라 비타민 C와 같은 풍부한 영양소를 가지고 있습니다.

환　자: 과일과 남새를 먹기 위해 노력하겠습니다.

간호원: 로인들은 장활동이 느리기 때문에 변비에 잘 걸릴 수 있습니다. 그래서 적절한 운동을 하고 심호흡과 복부안마를 하는 것이 좋습니다.

환　자: 예. 저는 평시에도 일을 많이 합니다.

간호원: 일을 많이 하는 것도 좋지만 너무 과로하지 않게 조심하십시오. 그리고 입원하시고 나서 담배를 끊은 건 정말 잘했습니다.

환　자: 담배를 끊고 술도 마시지 않겠다고 결심했습니다. 담배와 술이 건강에 좋지 않다는 것은 이미 알고 있었는데 이번 기회에 끊겠습니다.

간호원: 참 잘하셨습니다. 그리고 일상생활시 넘어지지 않게 조심하십시오. 로인들은 뼈가 약하기 때문에 쉽게 골절됩니다. 운동도 적당히 해야 하지만 휴식도 잘 취해야 합니다.

환　자: 고맙습니다. 명심하겠습니다.

대화 2

간호원: 김동무, 동무는 평소에 달달한 음식과 술을 좋아한다고 들었는데 맞습니까?

환 자: 예, 맞습니다. 술냄새를 하루라도 맡지 못하면 잠이 오지 않습니다. 술을 마시면 건강에 좋지 않다는 것은 알지만 참지 못하겠습니다.

간호원: 지금 김동무의 혈당이 매우 높고 백내장도 있습니다. 술을 끊고 달달한 음식을 적게 해야 병이 더 악화되는 것을 막을 수 있습니다. 저희와 함께 술을 끊기 위해 노력해 보시겠습니까?

환 자: 많이 도와주십시오.

간호원: 먼저 음악을 듣거나, 소설책을 읽거나, 장기를 두는 등 자기가 좋아하는 취미로 술에 대한 주의력을 분산시키는 것이 필요합니다. 그리고 가족한테 당신의 입맛에 맞는 맛있는 음식을 해달라고 해서 식욕을 높인다면 술과 단 음식을 멀리할 수 있습니다.

환 자: 알겠습니다. 노력해 보겠습니다. 그리고 백내장 때문에 시력이 많이 내려가서 생활에 불편합니다. 치료할 수 있습니까?

간호원: 먼저 혈당이 정상으로 되면 안과의사선생님이 와서 회진하고 수술날자를 결정할 것입니다.

환 자: 정말입니까? 빨리 수술받기 위해서라도 혈당이 내려가도록 노력하겠습니다.

간호원: 좋습니다. 함께 노력합시다.

대화 3

환 자: 입원한 지 꽤 시간이 지났는데 혈압은 왜 계속 높습니까?

간호원: 조급해 하지 마시고 같이 원인을 찾아봅시다.

환 자: 제 시간에 약을 먹고 제 시간에 잠자는데 항상 머리가 어지럽습니다.

간호원: 요즘 입맛은 어떻습니까?

환 자: 식욕은 매우 좋습니다. 병원식사 외에도 가족들은 날마나 내가 좋아하는 음식을 가져다주어서 식욕은 좋습니다.

간호원: 어떤 음식을 가져다줍니까?

환 자: 햄, 돼지간, 돼지고기튀김 등 음식을 가져다 주고 김치는 매 끼니마다 먹습니다.

간호원: 그러시면 안 됩니다. 나트리움은 고혈압을 일으키는 주요 요소 중 하나입니다. 그래서 모든 짠 음식은 환자한테는 좋지 않습니다. 햄과 같은 훈제 음식은 나트리움 함량이 높기 때문에 섭취하지 않는 것이 좋습니다.

환　자: 알겠습니다. 짠 음식을 최대한 적게 먹고 나트리움의 섭취를 줄이겠습니다.

간호원: 고지방, 고콜레스테롤 음식은 고혈압의 치료에 도움이 되지 않기 때문에 돼지간, 계란노란자위 같은 음식은 최대한 적게 섭취해야 합니다.

환　자: 음식과 질병에 이런 밀접한 관계가 있는 줄을 몰랐습니다. 저는 어떤 음식을 먹어야 합니까?

간호원: 미나리, 홍당무우, 도마도, 오이 등은 혈압을 낮추는 효과가 있고 버섯, 둥근파, 록두 등은 혈지를 낮추기 때문에 이런 음식을 많이 섭취해야 합니다.

환　자: 알겠습니다.

간호원: 며칠 지나면 증상이 호전되고 퇴원할 수 있을 거라고 믿겠습니다.

대화 4

환　자: 침을 맞으면 금연할 수 있다는데 정말입니까?

간호원: 예, 맞습니다. 그러나 본인의 결심과 의지가 확고해야 좋은 효과를 볼 수 있습니다.

환　자: 저도 최대한 노력하겠습니다. 흡연이 건강에 좋지 않다는 걸 알고 있습니다. 특히 기침을 많이 하게 되는 것 같습니다.

간호원: 맞습니다. 흡연한지 얼마나 되였고 하루에 몇 대씩 피웁니까?

환　자: 담배를 피운지 20년 되였고 매일 30~40대씩 피웁니다.

간호원: 흡연한 기간이 길어서 금연하기가 쉽지는 않을 것 같습니다. 우리 같이 계획을 세워 보는 것 어떻습니까? 매일 5대씩 적게 피우는 것으로 계획을 세워보면 어떻습니까?

환　자: 좋습니다. 침은 아픕니까?

간호원: 조금 아픕니다. 매일 1회씩 7일간 맞으면 됩니다.

환　자: 오늘부터 시작하고 싶습니다.

간호원: 알겠습니다.

대화 5

간호원: 안녕하십니까. 지금 제일 급한 게 숨이 가쁜 것입니까?

환　자: 예, 맞습니다.

간호원: 흡연합니까?

환　자: 예. 그런데 담배 피는 량을 많이 줄였습니다. 의사선생님이 기관지염이라고 하였습니다.

간호원: 예, 맞습니다. 기관지염은 흡연이 주요한 원인일 수 있습니다.

환　자: 그럼 지금 당장 금연해야 합니까?

간호원: 먼저 몇 가지 질문을 드리겠습니다. 몇 살부터 흡연을 시작했습니까?

환　자: 11살부터입니다.

간호원: 가족 중에 누가 흡연합니까?

환　자: 아버지, 어머니, 누나 모두 흡연합니다.

간호원: 흡연하기 시작해서부터 몇 번 금연하려고 시도하였습니까?

환　자: 수없이 시도해 보았습니다.

간호원: 3개월 이상 성공한 적이 있습니까?

환　자: 한 번도 없습니다.

간호원: 어떤 방법으로 금연을 시도해 보았습니까?

환　자: 의지로 참아보려고 하였는데 매번 실패하였습니다.

간호원: 아침에 일어나서 언제 담배를 피웁니까?

환　자: 일어나서 3분 이내에 피워야 합니다.

간호원: 도서관이나 사무실같이 금연해야 하는 장소에서 흡연하지 못하면 괴롭습니까?

환　자: 예.

간호원: 입원해 있는 기간에도 흡연하고 있습니까?

환　자: 예.

간호원: 흡연에 인이 박힌 것 같습니다.

환　자: 금연하면 기관지염이 좋아질 수 있습니까?

간호원: 금연하면 기관지염이 즉시 좋아진다고 장담할 수는 없지만 숨이 가쁜 증상은 많이 호전될 겁니다.

Ⅵ. 재난 및 응급 간호

대화 1

간호원: 1차진료란 무엇입니까?

학 생: 현장에서 부상 입은 환자에게 처음으로 하는 치료를 말합니다.

간호원: 그럼 1차진료의 내용에는 무엇이 있습니까?

학 생: 우선 피해지역에서 부상자를 빨리 구원해야 하고 다음 상처에 개인붕대를 감아야 하며 출혈이 심하면 지혈대를 감아야 합니다.

간호원: 맞습니다. 개방성 기흉이 있을 때 어떻게 해야 합니까?

학 생: 개인붕대포의 압착붕대로 붕대해야 하며 밸이 밖으로 나올 때는 밸을 밀어넣지 말고 그 주위에 멸균붕대를 대고 붕대해야 합니다.

간호원: 그렇습니다. 질식한 부상자에게는 어떻게 해야 합니까?

학 생: 인공호흡을 진행하며 심장이 멎었을 때에는 심장안마를 합니다.

간호원: 골절, 관절손상, 연부조직손상이 클 때에는 어떻게 합니까?

학 생: 규정 후송용 부목으로 고정합니다.

간호원: 맞습니다. 독해물에 의한 피해자는 어떻게 하면 좋을까요?

학 생: 방독마스크를 씌워주며 부분적 위생 처치와 해독제 주사약을 놓습니다.

간호원: 좋습니다. 다음에는 부상자를 구원하는 방법에 대해 자세히 살펴보도록 하겠습니다.

대화 2

간호원: 부상자를 구원하는 자세는 어떤 것이 있습니까?

학 생: 낮은 자세와 높은 자세가 있는데 각각 1명이 기재없이 하는 방법과 1명 혹은 2명이 기재를 가지고 하는 방법이 있습니다.

간호원: 네, 맞습니다. 1명이 기재없이 낮은 자세로 부상자를 구원하는 방법에는 어떤 것이 있습니까?

학 생: 부상자를 업고 엎드려서 기거나 부상자를 옆에 끼고 모로 기는 방법과 부

상자를 업고 무릎으로 기는 방법, 그리고 부상자의 혁띠를 리용하여 끄는 방법이 있습니다.

간호원: 그러면 기재를 가지고 하는 방법에는 어떤 것들이 있습니까?

학 생: 멜끈으로 부상자를 업는 방법 외에 개인비옷과 멜끈으로 하는 방법이 있습니다.

간호원: 그 외에 또 어떤 방법이 있을까요?

학 생: 동복과 멜끈으로 끄는 방법이 있습니다.

간호원: 맞습니다. 2명이 기재를 가지고 하는 방법도 있는데 1명이 기재를 가지고 하는 방법 외에 담가와 멜끈을 리용해서 하는 방법도 있습니다.

학 생: 잘 알겠습니다. 혹시 높은 자세로 부상자를 구원하는 방법은 낮은 자세와 많이 다릅니까?

간호원: 물론 다르지만 기본방법만 잘 알면 어렵지 않습니다. 제 시범동작을 보십시오.

학 생: 예, 알겠습니다.

간호원: 이렇게 멜끈으로 부상자를 업어서 나르거나 멜끈과 짧은 막대기를 리용하거나 나무가지에 부상자를 올려놓고 끌면 됩니다.

학 생: 잘 알겠습니다. 2명이 기재없이도 할 수 있겠습니다.

간호원: 그렇습니다. 2명인 경우, 부상자를 앞과 뒤에서 들어서 나르거나 손과 손을 마주 잡고 그 우에 태워서 나르는 방법이 있습니다.

학 생: 잘 알겠습니다. 부상자를 구원할 때 이자 배운 것들을 활용해서 구원하겠습니다.

대화 3

간호원: 오늘은 핵무기 피해자에 대한 1차진료에 대해 공부하도록 하겠습니다. 핵폭발 근원지에서 1차진료의 기본과업은 핵피해를 받은 사람들을 빨리 구원해내는 겁니다. 주로 피해자 찾기, 1차진료를 위한 수송, 구조대 파견과 같은 데는 간호원이 꼭 참가해야 합니다.

학 생: 알겠습니다. 그럼 어떤 것을 준비해야 합니까?

간호원: 간호원은 구조작업을 위해 붕대, 지혈대, 멜끈, 필요한 약품, 몸소독약,

휴대용 개인검사 기재 등을 지참해야 합니다.

학 생: 그럼 어떻게 찾아야 합니까?

간호원: 피해근원지 주변에서 폭발 중심으로 가면서 참호, 교통호, 은페호, 자연 은페물 등 피해자가 있을 만한 곳을 주의깊게 살펴봐야 합니다.

학 생: 예, 잘 알겠습니다. 간호원 동지, 혹시 핵무기 공중폭발 시에는 어떻게 해야 합니까?

간호원: 간호원은 우선 피해자들을 집결시킨 곳에 있어야 하며 즉시 1차치료를 해야 합니다. 그럼 어떻게 대처해야 하는지 말해보십시오.

학 생: 지혈, 상처와 화상 붕대법이 있습니다.

간호원: 맞습니다. 개방성 기흉이 있는 상처에는 압박붕대법을 실시하고, 숨이 막힌 피해자들은 인공호흡, 아픔멎이 주사약, 항생제, 쇼크치료제약을 줄 수 있습니다.

학 생: 잘 알겠습니다. 혹시 방사성물질에 오염된 피해자들은 어떻게 대처해야 합니까?

간호원: 방사선 오염 구역에서 구원해 낸 환자는 부분 위생처치를 시작해야 합니다.

학 생: 부분 위생처치는 어떻게 하면 되겠습니까?

간호원: 우선 방독면의 면부와 개인기재로부터 방사성 물질을 제거하고 손, 얼굴, 몸을 깨끗한 물과 비누로 씻으며 옷을 털고 신발을 깨끗이 닦아야 합니다.

학 생: 눈은 어떻게 씻습니까?

간호원: 손바닥에 물을 받은 후 한 쪽 눈을 물에 대고 여러 번 눈을 감고 다시 뜨는 방법으로 씻으며 이렇게 깨끗한 물로 여러 번 하면 됩니다. 특히 부분 위생처치는 오염된 지역뿐 아니라 다른 지역을 벗어난 후에도 해야 합니다.

학 생: 그럼 물도 없는 겨울철에는 어떻게 해야 합니까?

간호원: 이런 경우에는 물통을 리용해서 물을 보장하고 물에 적신 수건을 리용해서 피부의 드러난 부위를 닦으며 오염되지 않은 풀묶음이나 소나무가지, 기타 신변 기재 등으로 방사성 물질을 털어내야 합니다.

학 생: 잘 알겠습니다. 오늘도 많이 배웠습니다.

대화 4

간호원: 붕대를 감는 법도 간호원이 잘 알고 있어야 합니다. 붕대의 목적과 분류에 대해 알아봅시다.

학 생1: 붕대의 목적은 상처를 외부로부터 오는 마찰과 오염으로부터 보호하는데 있습니다.

학 생2: 피를 멎게 하여 분비물이 상처안에서 고이지 않도록 빨아내는 역할을 합니다.

간호원: 또 어떤 목적이 있습니까?

학 생1: 정상적으로 움직이게 안정과 고정 작용을 합니다.

간호원: 맞습니다. 붕대재료에 따라 분류가 많습니다. 크게 연성붕대, 경성붕대, 견인붕대로 나누며 붕대하는 목적에 따라 지지붕대, 고정붕대, 피복붕대, 교정붕대, 압박붕대, 견인붕대가 있습니다.

학 생2: 그럼 각각 어떤 때 씁니까?

간호원: 연성붕대에는 권축붕대, 삼각건붕대 혹은 사각건붕대, 반창고붕대, 륜곽붕대가 있으며 경성붕대에는 부목붕대, 석고붕대, 견인붕대에는 반창고붕대, 뼈견인붕대 이렇게 나눕니다.

학 생1: 권축붕대의 너비가 모두 다릅니다.

간호원: 너비가 2.5cm의 붕대는 손가락과 발가락에 많이 쓰이며 너비가 5cm인 붕대는 머리, 전박, 상박에 쓰이며 너비가 10~20cm인 붕대는 가슴, 배, 어깨 등에 쓰입니다.

학 생2: 그럼 삼각건, 사각건붕대는 모두 천을 리용하여 만든 겁니까?

간호원: 예, 맞습니다. 삼각건붕대는 이등변삼각형 모양인데 직각부위를 삼각건 꼭대기, 나머지 2개의 각을 삼각건 끝이라고 합니다.

학 생1: 붕대 만드는 법부터 배워야 할 것 같습니다.

간호원: 예. 다음에는 붕대를 감는 법과 주의점을 살펴보도록 하겠습니다.

학 생2: 알겠습니다. 고맙습니다.

대화 5

간호원: 붕대를 감을 때에는 우선 환자가 편안해야 합니다.

학 생1: 그럼 환자는 어떤 자세를 취해야 합니까?

간호원: 팔굽마디는 90도 각으로 굽히고 감으며 무릎마디는 175도 각으로 감으며 대퇴관절인 경우는 다리를 펴고 감습니다. 그리고 붕대를 감을 때는 환자와 마주 서서 감아야 합니다.

학 생1: 왜 그렇게 해야 합니까?

간호원: 마주 보면서 붕대를 감아야만 환자의 표정과 환자의 통증정도를 제때에 파악할 수 있습니다.

학 생2: 그럼 우리가 서로 감는 련습을 해보겠으니까 옆에서 좀 봐주십시오.

간호원: 예, 붕대를 감을 때, 먼저 감을 때 붕대머리는 오른손에 쥐도록 하고 붕대끝을 왼손에 쥐면서 붕대는 모두 왼손에서 오른손으로, 즉 시계바늘이 돌아가는 방향으로 감아야 합니다.

학 생1: 붕대를 감을 때 먼저 감은 붕대 너비를 덮으면서 이렇게 감으면 됩니까?

간호원: 예, 맞습니다. 붕대 너비의 1/2~1/3을 덮으면서 감으면 됩니다. 모든 붕대는 환행대로 시작하여 환행대로 끝나는 것을 명심하면 됩니다.

학 생2: 다 감았습니다. 이렇게 하면 됩니까?

간호원: 이 부분이 좀 느슨합니다. 모든 붕대는 고르게 압박하도록 감되 감은 붕대는 풀어지지 않도록 단단하게 감아야 합니다. 여러 번 붕대를 감는 법을 련습해보십시오.

학 생1: 예, 알겠습니다.

대화 6

학 생: 환자가 뼈가 골절된 경우에는 어떻게 해야 합니까?

의 사: 이런 경우에는 골절된 뼈가 움직이지 않도록 잘 고정해야 합니다. 고정할 때 또 어떤 면에 주의해야 할지 생각해보십시오.

학 생: 골절된 뼈만 고정할 것이 아니라 골절된 주위 뼈도 고정해야 합니까?

의 사: 맞습니다. 특히 골절된 뼈를 고정할 때에는 천, 풀잎, 나뭇잎, 벼짚 등을 대고 부축판으로 고정하며 꼭 지나치게 조이지 말아야 합니다.

학 생: 그럼 혹시 창상이 있는 골절은 어떻게 해야 합니까?

의 사: 먼저 지혈하고 창상에 소독된 붕대를 대고 고정해야 하며 빨리 병원에 후

송해서 전문적인 치료를 받도록 조치를 취해야 합니다.

학 생: 골절도 여러 가지 부위가 있는데 어떻게 고정해야 합니까?

의 사: 머리뼈와 경추골절인 경우, 목부위에 솜을 댄 다음 머리와 목의 형태에 맞게 철선부목 또는 판자를 대고 붕대를 몸통에서부터 우로 올려감아서 어깨, 목, 머리를 고정하면 됩니다.

학 생: 고정을 하려면 붕대 감는 방법부터 잘 알아야 하겠습니다.

의 사: 예, 미리 붕대 감는 법을 잘 알면 임의의 부위를 고정해도 쉽습니다. 상박골 골절인 경우에는 팔을 20도 각으로 굽히고 외전 30도 각으로 붕대를 감아 올라가면서 어깨에까지 감으면 가슴과 잔등에서 8자대로 부목을 몸에 고정하면 됩니다.

학 생: 그럼 대퇴골 혹은 하퇴골 골절인 경우에도 부목을 대고 붕대로 고정하면 됩니까?

의 사: 그렇습니다. 하퇴골 골절인 경우 대퇴중간으로부터 발톱까지 뒤부분에 부목을 대고 발목부위에서 환행대, 우로 가면서 사행대로 고정하고, 대퇴에서 내려가면서 라선대, 발목부에서 8자대로 고정하면 됩니다.

학 생: 예, 알겠습니다. 척추 골절인 경우는 가슴, 대퇴부, 슬관절부, 발목부위를 붕대로 고정하면 됩니까?

의 사: 맞습니다. 특히 척추 골절인 경우에는 환자를 편평한 널판자 우에 반듯하게 눕히고 고정하면 됩니다.

학 생: 잘 알겠습니다.

대화 7

학 생: 환자가 팔의 출혈이 멎지 않습니다.

간호원: 환자가 의식은 있나요? 빨리 환자의 생명지표를 확인하십시오.

학 생: 예, 생명지표는 모두 정상입니다.

간호원: 김동무의 팔을 높이 드십시오. 높이 들수록 출혈이 적어집니다.

학 생: 상처는 어떻게 하면 됩니까?

간호원: 출혈부위를 멸균가제로 눌러서 지혈합시다.

학 생: 예, 피가 아까보다 많이 안 나옵니다.

간호원: 잘했습니다. 지혈법은 구급치료에 따라 림시적으로 지혈하는 방법과 영구적으로 지혈하는 방법도 있습니다.

학 생: 그럼 아까 환자인 경우는 림시적 지혈방법입니까?

간호원: 예, 출혈부위를 들어올리는 법과 상처를 압박하여 지혈하는 방법인데 지혈대로 지혈하는 방법도 있습니다.

학 생: 지혈대는 동맥성 출혈인 경우에 씁니까?

간호원: 예. 지혈대는 항상 출혈하는 곳보다 높은 곳에 매야 하며 반드시 수건이나 가제천을 받치고 그 우에 지혈대를 잡아당기면서 여러 번 돌리고 적당한 쇠고리에 갈구리를 걸어놓으면 됩니다.

학 생: 지혈대를 감을 때 어떤 방면에 주의해야 합니까?

간호원: 지혈대를 1시간 30분~2시간 이상 감아두면 조직괴사가 발생할 수 있으니까 2시간 이내로 영구적 대책을 세워야 합니다.

학 생: 영구적 지혈은 무엇입니까?

간호원: 가장 흔한 것은 혈관을 실로 꿰매는 방법이 철저한 방법이며 피줄에 찬자극을 주어 피를 멈추는 물리적 지혈법과 혹은 출혈부위에 얼음주머니를 대는 방법이 있고 혹은 피멎이해면, 피멎이솜으로 피의 응고성을 높여 피줄의 수축력을 높여서 지혈하는 약물 법도 있습니다.

학 생: 예. 그럼 지혈대를 감은 환자를 후송할 때에는 환자와 후송하는 사람들에게 지혈대를 감은 시간을 정확히 알려줘야 하겠습니다.

간호원: 맞습니다. 특히 지혈대를 맬 때 피부가 상하지 않도록 지혈대와 피부 사이에 손가락 2개를 받치고 주름살이 생기지 않게 졸라맨 다음 손가락을 빼면 됩니다.

대화 8

의 사: 김동무, 정신이 좀 드나요?

환 자: 예, 이제 좀 괜찮습니다.

의 사: 김동무가 화상을 심하게 입었는데 지금 다행히 생명에 지장 없습니다.

환 자: 정말 고맙습니다. 의사선생님.

의 사: 리간호원, 김동무가 화상을 심하게 입어서 혹시 화상성쇼크가 올 수 있으

니 주의깊게 환자의 상태를 살펴봐야 해.

간호원: 예, 알겠습니다. 혹시라도 패혈증 증세가 있는지 잘 살펴보겠습니다.

학　생: 간호원 동지, 화상으로도 패혈증이 올 수가 있나요?

간호원: 그럼요, 현재 김동무는 3도 화상으로 피부조직의 모든 층이 괴사된 상태입니다. 특히 화상성쇼크는 화상후 2~3일 안으로 오는 경우가 많은데 환자가 열이 갑자기 오르는지 백혈구 수치가 증가했는지 잘 살펴야 합니다.

학　생: 그럼 화상부위에 페니실린 고약, 화상 고약을 자주 발라야 하겠습니다.

간호원: 맞습니다. 김동무는 전신치료를 해야 하므로 감염이 되지 않게 호실을 깨끗하게 거두어야 하며 특히 욕창이 생기지 않도록 김동무의 몸자세를 자주 변동시켜야 하고 오줌과 대변의 량과 회수 등을 알아보고 먹는 물량과 식사량을 정확하게 계산해서 의사선생님한테 보고해야 합니다.

학　생: 예, 잘 알겠습니다.

대화 9

간호원: 겨울철에 동상을 입는 경우가 많으니 동상의 단계를 잘 알아야 합니다. 1도와 2도 동상의 국소증상을 말해봅시다.

학 생1: 1도 동상은 피부가 차고 뻣뻣하고 창백해지며 저리거나 아프고 화끈 달아오르고 2도 동상은 피부가 붓고 물집이 생기는 것을 말합니다.

학 생2: 3도 동상은 피부의 모든 층이 괴사되서 궤양이 생기는 것이며 4도 동상은 피부, 근육, 뼈에 이르는 모든 조직이 괴사되는 것을 말합니다.

간호원: 예, 맞습니다. 전신동상은 찬 물에 오래 있거나 찬바람을 계속 맞거나 온 몸에 찬 자극을 받을 때에 생깁니다. 이때 온 몸이 떨리면서 랭감을 느끼면서 졸음이 올 수 있는데 졸음이 오면 위험합니다.

학 생1: 그럼 이런 경우 어떻게 구급치료 해야 합니까?

간호원: 동상환자를 따뜻한 방에 옮기고 알콜솜과 마른솜으로 문지르며 동상부위에 마른 붕대를 대주어야 합니다. 전신동상시에는 모포를 덮어주고, 온도가 38~42℃ 정도 되는 물속에 온 몸을 잠그되 목과 머리만 내놓으면 됩니다.

학 생2: 목욕통이 없으면 어떻게 해야 합니까?

간호원: 그러면 38~42℃ 정도 되는 수건을 적셔서 목과 겨드랑이, 서혜부 등에 대주면 됩니다. 알콜에 적신 수건으로 문지른 다음 마른 수건으로 피부가 벌겋게 될 때까지 비벼주고 담요를 잘 덮어주고, 경할 때에는 더운 물이나 알콜(술)을 마시게 할 수도 있습니다.

학 생1: 이자 그 내용을 동상으로 인한 응급상황시에 잘 대처하도록 알아둬야 하겠습니다.

대화 10

환자가족: 의사선생님, 저의 남편을 한 번 좀 봐주십시오.

의　　사: 무슨 일이 생겼습니까?

환자가족: 아까 일하다가 넘어졌는데 왜 그런지 아직 반응이 없습니다.

의　　사: 높은 데서 떨어졌습니까?

환자가족: 예, 맞습니다. 2층 높이에서 떨어졌습니다.

의　　사: 병원까지 어떻게 왔습니까?

환자가족: 주위 사람들이 부축해서 조심히 판자에 놓고 왔습니다.

의　　사: 잘했습니다. 이런 경우에는 환자의 머리를 움직이지 않게 하는게 좋습니다. 현재 환자가 의식장애가 있고 숨쉬기 힘들어 하니까 먼저 산소부터 흡인시키고 관찰합시다.

환자가족: 예, 알겠습니다. 많이 위험합니까?

의　　사: 환자의 의식상태를 관찰하면서 혹시라도 간장, 비장, 취장파열이 의심되면 즉시 수술해야 하니까 수술준비를 해야 합니다.

환자가족: 알겠습니다. 의사선생님, 잘 부탁합니다.

의　　사: 너무 걱정하지 마십시오.

대화 11

간호원: 의사선생님, 쇼크환자 한 분이 왔습니다.

의　사: 환자의 생명지표를 계속 검열하고 산소호흡을 해 주고 알맞은 몸자세를 취하도록 하십시오.

간호원: 예, 알겠습니다. 환자의 혈압이 계속 떨어지고 식은 땀을 흘립니다.

의 사: 우선 환자를 덥게 해 주고 간호원 동무들이 같이 정맥을 찾아놓고 수혈준비도 미리 해두십시오.

간호원: 알겠습니다.

학 생: 간호원 동지, 환자가 식은 땀을 흘리는데 왜 몸을 덥게 해줍니까?

간호원: 말초부분만을 갑자기 덥게 하주면 피가 말초로 다 가고 증상은 심해지기 때문에 담요로 온 몸을 싸서 덮어주어야 합니다.

학 생: 잘 알겠습니다. 환자가 목 말라 하는데 어떻게 하면 됩니까?

간호원: 물은 조금씩 먹일 수는 있는데 이 환자는 의식장애가 있어서 얼마간 수분을 주지 말아야 합니다.

학 생: 예, 알겠습니다.

의 사: 김간호원, 환자의 호흡관리를 잘하고 혹시 호흡부전이 있으면 즉시 나한테 보고하십시오, 인공호흡을 준비해두시오.

간호원: 알겠습니다. 환자의 상태가 엄중해지면 즉시 의사선생님한테 보고하겠습니다.

대화 12

환자가족: 김간호원, 우리 가족의 상황이 어떻습니까? 지금 상태를 보면 말이 더디고 의식상태가 멍하고 금방 잠에 듭니다.

간 호 원: 환자는 현재 기면상태입니다.

환자가족: 언제면 정상 의식이 돌아옵니까?

간 호 원: 환자는 외상으로 머리를 다쳤기 때문에 이런 증상이 나올 수 있습니다.

학 생: 간호원 동지, 기면과 혼미의 다른 점이 무엇입니까?

간 호 원: 혼미는 기면과 달리 깊게 잠든 상태이며 깨우기 힘들고 깨우면 깨나다가 금방 잠을 자며 일단 묻는 물음에 앞뒤가 맞지 않는 대답을 하는 겁니다.

학 생: 잘 알겠습니다. 혹시 길가에서 의식장애 환자를 만나면 어떻게 구급하면 됩니까?

간 호 원: 응급환자를 만나면 먼저 환자의 기도와 호흡상태를 살펴보고 기도가 막히거나 호흡장애가 있는 경우 기도를 확보하고 인공호흡을 해야 합니다.

학　　생: 환자의 몸자세는 어떻게 해야 합니까?

간 호 원: 환자는 모로 눕히고 혁띠를 풀어주며 호흡에 편리하게 웃옷을 벗겨야 합니다. 입 안에 분비물이 차 있으면 닦아주고 혀가 뒤로 밀려들어간 경우 아래턱을 높여주고 혀를 끄집어내서 고정해야 합니다. 주변에 암모니아용액이 있으면 흡인시키거나 인중, 백회, 용천혈에 침을 놓거나 손가락 또는 원주필, 성냥가치 등으로 세게 눌러 주어야 합니다.

학　　생: 잘 알겠습니다. 고맙습니다.

대화 13

환자가족: 의사선생님, 우리 딸을 구원해주십시오,

의　　사: 무엇을 먹었습니까? 입에 거품이 있습니다.

환자가족: 쥐약을 잘못 먹은 것 같습니다.

의　　사: 김간호원, 구급준비를 빨리 하시오.

간 호 원: 알겠습니다.

환자가족: 어떻게 치료합니까?

의　　사: 위에서 빨리 독물을 내보내야 합니다.

간 호 원: 알겠습니다. 학생동무는 따뜻한 물을 좀 준비해주십시오.

학　　생: 예, 알겠습니다. 따뜻한 물로 몇 번 씻으면 됩니까?

간 호 원: 따뜻한 물로 10~12번 정도 씻고 독물의 일부가 밸로 내려갔으면 위존데를 통해 설사약을 넣습니다. 이때 환자가 자체로 게우도록 도와줘야 하며 의식이 없는 경우는 게우게 하지 말아야 합니다.

학　　생: 현재 환자가 의식이 있습니다. 환자가 게울 수 있도록 내가 도와주겠습니다.

간 호 원: 환자가 독물을 게우지 않을 때에는 피를 빼고 0.85% 생리식염수, 링게르액, 포도당액을 정맥에 주사하고 강심대책을 세워야 합니다.

학　　생: 잘 알겠습니다.

간 호 원: 병이 중할 때에는 혼자서 하려고 하지 말고 꼭 의사의 지시에 따라 약물을 주입해야 합니다.

대화 14

간호원: 구급소생이란 무엇입니까?

학　생: 죽은 사람과 다름없는 상태에서 환자의 생명을 되살리는 치료법을 말합니다.

간호원: 예, 맞습니다. 숨쉬기와 피순환이 갑자기 멎으면 각 장기들의 산소공급이 중단되므로 짧은 시간 내에 대책을 세워 숨쉬기와 혈액순환이 계속되도록 해야 합니다. 구급환자는 임의의 장소에서 갑자기 생기기 때문에 간호원뿐만 아니라 보통 사람들도 이에 대한 초보적인 소생법을 알고 있어야 합니다.

학　생: 어떤 경우에 소생법을 쓸 수 있습니까?

간호원: 특히 숨길이 막히거나 눌리울 때, 외상이거나, 전기사고, 물에 빠지거나, 심장마비, 급성중독 때 모두 구급소생을 할 수 있습니다.

학　생: 간호원 동지, 그럼 구급소생은 어떤 순서로 합니까?

간호원: 기도를 확보하고 인공호흡, 심장누르기, 약물주입 등 여러 가지 치료방법으로 합니다. 기도확보인 경우 오른손으로 이마를 누르고 왼손으로 뒤덜미를 받쳐주면서 머리를 뒤로 젖히면 혀뿌리가 올라가고 기도가 열리게 됩니다.

학　생: 그럼 아래턱으로도 기도를 열 수 있습니까?

간호원: 예, 두 손으로 아래턱을 쥐고 2,3,4번째 손가락으로 아래턱이 웃턱 앞에 나오도록 들어올리면 기도가 열리게 됩니다. 그리고 엄지손가락으로 아래입술을 걸어 입을 벌리게 합니다.

학　생: 예, 간호원 동지, 입 안에 이물이 있으면 어떻게 하면 됩니까?

간호원: 기도를 확보한 후에 환자를 모로 눕힌 후, 입 안을 벌려 분비물이 흘러나오도록 하고 굳은 것이 있으면 손가락으로 우벼내고 간단하게 안 되면 환자를 엎드려 놓고 여러 번 세게 등을 두드려야 하는데 이물 빼는 조작은 몇 초 동안에 빨리 끝내야 합니다.

학　생: 인공호흡 때 들숨을 불어넣는 법은 어떻게 하면 됩니까?

간호원: 입대입으로 인공호흡할 때에는 환자의 머리 밑에 자리를 차지하고 한 손으로 환자의 머리를 뒤로 젖혀지게 유지하고 다른 한 손으로 환자의 입을

절반쯤 벌리게 유지합니다. 숨을 깊이 들이쉬게 한 다음 수건을 덮은 환자의 입에 입을 맞대고 숨을 내쉬며 공기를 불어넣습니다. 이러한 동작을 1분 동안에 18~20회 거듭합니다.

학 생: 간호원 동지, 조금 어려울 것 같습니다. 제가 어떤 면에 더 주의를 해야 합니까?

간호원: 처음 숨을 불어넣을 때에는 얼마큼 저항이 있는지 알아보고 이 저항을 이겨내고 페가 불어오를만큼 세게 불어넣어야만 효과가 있습니다. 특히 인공호흡시키는 사람은 보통 숨쉬는 량의 두 배 정도 깊이 들어쉬고 세게 불어야 합니다.

학 생: 제가 책을 봤는데 환자의 팔과 가슴을 눌러 하는 인공호흡법도 있다고 하는데 환자의 팔로 어떻게 할 수 있습니까? 리해가 안됩니다.

간호원: 환자의 팔로 인공호흡시킬 때에는 환자를 반듯하게 눕히고 잔등에 연한 베개와 옷을 받쳐주어 가슴이 드러나게 한 다음 환자의 머리 쪽에 무릎을 꿇고 앉아야 합니다. 이때 환자의 가슴통이 넓어지면서 숨을 들이쉬는데 그 후 환자의 두 팔을 천천히 굽히면서 아래로 끌어내리면서 가슴아래 부분을 팔꿈치로 누르면 됩니다. 이때 환자의 가슴통이 작아지면서 숨을 내쉬게 됩니다.

학 생: 그럼 이 동작도 숨을 불어넣을 때랑 같습니까?

간호원: 예, 맞습니다. 이러한 동작은 1분 동안에 16~18회 정도 반복합니다. 이 방법은 혼자서도 할 수 있는데 두 명이서 하면 더 좋습니다. 그러나 이 방법은 팔이나 가슴뼈 골절 때에는 할 수 없습니다. 그리고 환자의 가슴을 눌러하는 인공법은 가슴뼈가 골절된 경우는 할 수 없으니 환자의 상황에 따라 인공호흡법을 하면 됩니다.

학 생: 예, 잘 알겠습니다. 심장누르기는 어느 부위에 대고 하고 대략 속도와 간격은 어떻게 조절하면 됩니까?

간호원: 심장누르기는 심장이 멎는 순간부터 4분 이내 시작해야 위기에서 벗어날 수 있습니다. 먼저 환자를 널판자 또는 바닥 위에 반듯하게 눕히고 옷을 벗깁니다. 환자의 왼쪽에서 한 쪽 손바닥을 흉골 아래 1/3 부위에 대고 다른 쪽 손바닥을 그 우에 겹쳐 놓고 흉골을 4~5cm 정도 수직으로 눌렀

다가 순간적으로 떼는 동작을 1분 동안 60~70번 정도의 속도로 빨리 률동적으로 해야 합니다.

학 생: 알겠습니다. 그럼 간호원 동지, 혹시 둘이서 구급한다면 한 사람이 심장을 누르고 다른 한 사람은 인공호흡을 하면 됩니까?

간호원: 예, 맞습니다. 명심할 것은 환자의 페 안에 공기를 불어넣을 때 심장누르기를 하지 않고 숨을 내쉬는 동안에 심장누르기를 3~4번 하면 됩니다.

학 생: 그럼 구급소생이 성공한 징조는 무엇입니까?

간호원: 피부와 점막색갈이 파래졌다가 붉은 색을 띠게 되며 커졌던 눈동자는 작아지고 물을 삼키게 되고 저절로 숨을 쉴 수 있게 되면 성공한 겁니다.

학 생: 알겠습니다. 병원에서뿐만 아니라 아무 장소에서도 환자를 구할 수 있도록 구급소생방법을 잘 익히겠습니다.

Ⅶ. 남북한 용어 비교

1. 대화집의 의학 용어

북한어	남한어
가제천	거즈
간염비루스	간염바이러스
게우기	구토
고무관(카테테르)	카테터
교갑제	캡슐
구급수술	응급수술
구혈대	지혈대
규정 후송용 부목	전쟁 대비용 석고붕대
기도	기도
기름	오일
달임약	탕약
돌림간염	유행성 간염
돌림감기	유행성 인플루엔자
디메드롤	디펜히드라민
로브징그 증상	로브싱 징후(Rov sing's sign)
로젠스테인 증상	로젠스타인 징후(Rosenstein's sign)
륜곽붕대	윤곽붕대
륵막염	늑막염
린산코데인	인산코데인
림상증상	임상증상
말초혈액검사	전혈구검사
메스꺼움	오심
문지름고약	리니먼트, 외용제
밸	창자
복부	복부
뼈마디	관절
생명지표	활력징후
소변검사	요검사

북한어	남한어
시럽	시럽
신장, 콩팥	신장, 콩팥
아픔멎이약, 진통제	진통제
알레르기	알레르기, 알러지
액체식사	유동식
연고	연고
오줌	소변
오줌내기약, 리뇨제	이뇨제
용매제(주사약을 희석하는 용액)	용액
우림약	침제
위존데	위관
입가심	구강위생
장운동	장운동
점적체계	수액세트
지혈제	지혈제
페염	폐렴
해열제	해열제
혈압하강제	혈압강하제
혈액	혈액
혈액속뇨소질소	혈액요소질소
홍문	항문
흉부렌트겐검사	흉부촬영

2. 대화집의 일상 용어

북한어	남한어
간호장	수간호사
고무주머니	고무방석
고뿌, 물잔	물컵
공기갈이, 환기	환기
구급함	구급상자
남새	채소
담가(擔架)	들것
당반	선반

북한어	남한어
래일	내일
량	양
량성	양성
련락	연락
련습	연습
로인	노인
률동적	율동적
리해	이해
매대	매장, 슈퍼
맥작하다	나른하다
면봉	면봉
몸가짐, 몸자세	체위
민간료법	민간요법
반창고	반창고
병력서	경과기록지
봉사	서비스
빼랍	서랍
색갈	색상
수표	서명
식사료법	영양과 식이요법
아픔, 동통	통증
안구	안구
압력	스트레스
원주필	볼펜
위생선전	건강교육
위생실	화장실
일없습니다	괜찮습니다
체중	체중
치료체육	운동요법
침	침(針), 바늘
침대보	시트
평시	평소
호실	병실
화학치료	항암치료

3. 대화집 외 의학용어

북한어	남한어
가동성, 이동성	가동성
가들기, 경련	경련
가락지삭뼈	결후
가래삭임약	거담제
가래약	거담제
가로자리	횡위
가사, 임상적 죽음	가사(假死)
가슴쓰림	가슴쓰림
가정약	가정 상비약
가짜목청	가성대
가짜뼈	가골
가피, 딱지	가피
각담, 가래	객담
각막염	각막염
각질	각질
간경변증	간경변증
간기능부전, 간부전	간기능부전
간동맥전색술	간동맥색전술
간동맥피줄조영술	간동맥혈관조영술
간류동엑스(肝流動, extract)	간장엑기스(extract), 간정(肝精)
간붓기, 간종	간장종창
간석증	간내결석증
간절제술	간절제술
간종대	간종대
간질, 절간	간질, 절간
간촬영법	간조영술
간호원	간호사
간호원학교	간호대학
갈구리발	구족
갑상선기능부전	갑상선기능부전
갓늙은이, 초로기의	노인초기
거지증(손과 발가락이 병적으로 긴 것)	거지증
거품막이약	기포 방지제

북한어	남한어
건강검진	건강검진
건강관리비	건강관리비
건강보험	건강보험
건강증진	건강증진
건강진단서	건강진단서
건망증	건망증
건선	건선
건위(建胃)	위를 튼튼하게 하여 소화기능을 높이기 위한 처방
건조료법(창상의)	건조요법
검안경	검안경
검정혀	흑설병
겉질, 피질	피질
겉질교로	피질교로
겉질척수로	피질척수로
겉질핵로	피질핵로
겨자알콜	개자정(芥子精)
결장	결장
결절	결절
결핵, 결핵증	결핵
겸자	겸자
겹보이기	복시
경결	경결
경뇌막 혈종	경뇌막 혈종
경뇌막	경뇌막
경신경총	경신경총
고관절, 대퇴관절	고관절, 대퇴관절
고려약	한약
고려의학	한의학
고려의학종합병원	한방종합병원
고름집, 농양	농양
고름콩팥증	농신증
고리망막염	고리 모양 망막 병증
고리삭뼈	환상 연골
고막천공, 파렬	고막천공, 파열

북한어	남한어
고압산소료법	고압산소요법
고열	고열
고주파치료	고주파요법
고지혈증	고지혈증
고찰(림상적, 일반적)	고찰(임상적, 일반적)
고카로리식사	고칼로리식사
고칼리움혈증	고칼륨혈증
고칼시움혈증	고칼슘혈증
고케톤오줌(증)	고케톤뇨증
고콜레스테롤혈증	고콜레스테롤혈증
고혈당증	고혈당증
고혈압(증)	고혈압
곧은밸막히기, 홍문막힘	항문 폐쇄
골, 뼈	골, 뼈
골관절염	골관절염
골막염	골막염
골수염	골수염
골절	골절
골종	골종
곪음, 화농	화농
공기비말전염경로	공기비말전염경로
공동변소	공중화장실
공복	공복
관절와	관절와
광견병(민간: 미친개병)	광견병
교갑	캡슐
교질종	신경교종
교합	교합
구강경	구강경
구개술봉합술	구개수술봉합술
구개편도비대	편도선 비대
구급대책	응급치료
구급봉사	응급서비스
구급실	응급실

북한어	남한어
구급차(군부에서는 위생차라고 부르고 민간 병원에서는 구급차라고 부름)	구급차
구급환자	응급환자
구내염	구내염
구데기증	구더기증
구불밸, 회장	회장
구치, 어금니	어금니
구혈대	지혈대
국부마비	국부마비
굳은살체	뇌량
굳은패움	경성하감
굵은밸, 대장	대장
귀고름흐르기	이루
귀쏘기	이통
귀울이, 이명	이명
균먹이	식작용
균알	포자
균잡이세포	식균 세포
균형반	평형기관
극증간염(劇症肝炎)	전격성 간염
근무력(증)	근무력증
기도	기도
기좌 호흡	기좌 호흡
긴골	연수
긴장도	긴장도
길둥근구멍	전정창
깔때기, 루두	누두
깜빡막	순막
깜빡발작, 전간	간질
꺽쇄뼈, 쇄골	쇄골
꼬리핵	미상핵
끄는열	계류열
끼니전먹기	공심복
나비뼈, 쐐기뼈	설상골
난시	난시

북한어	남한어
난청	난청
날문	유문
납작뼈	편평골
낭종	낭종
내번증	내반증
내장 골격	내장 골격
냄새막이약	방취제
냄새쏘임약	비강 스프레이(nasal spray)
념좌	염좌
노뼈, 요골	요골
녹쓴쇠빛가래, 벽돌색가래	녹색객담(greenish sputum)
농창	농창
농흉	농흉
뇌감돈, 뇌헤르니아	뇌헤르니아
뇌동맥경화증	뇌동맥경화증
뇌동맥류	뇌동맥류
뇌빈혈	뇌빈혈
뇌졸중	뇌졸중
뇌진탕	뇌진탕
뇌피줄조영	뇌혈관조영술
뇨도염	요도염
눈물뼈	누골
눈알문지르기	안구 마사지
눈앓이	안질환
다래끼	다래끼
다리뇌	교(橋), 교뇌(橋腦), 뇌교(腦橋)
다리이	의치
다모증	다모증
다산부, 경산부	다산부, 경산부
다식증	다식증
다태 임신	다태 임신
다한증	다한증
단백뇨, 단백오줌	단백뇨
단알약, 사탕알약	당의정
단층촬영	단층촬영

북한어	남한어
단층촬영검사	컴퓨터 단층촬영검사(CT)
달거리, 월경	월경, 생리
달거리없기, 무월경	무월경
달못찬아이, 미숙아	미숙아
달이기, 달임약	탕약
담관	총담관
담관조영촬영	담관조영술
담낭	담낭
담낭염	담낭염
담배끊기, 금연	금연
담석증	담석증
담즙게우기	담즙구토
담즙배설약, 열물배설약	담즙배출약
담즙분비약, 열물내기약	담즙분비약
담즙의, 열물의	담즙의
당뇨병	당뇨병
대동맥	대동맥
대변	대변
대변실금	대변실금
대상포진	대상포진
대원근	대원근
대퇴근	대퇴근
대흉근	대흉근
덧대	부목
도뇨	도뇨
도드리	돌기
도한, 식은땀	도한(night sweat)
독물료법	독소요법
독풀이약	해독제
독해물	독해물
돌연사	돌연사
동결료법	동결요법
동공산대, 산동	산동
동공축소, 축동	축동
동맥경화증	동맥경화증

북한어	남한어
동사, 얼어죽는 것	동사
동안 신경	동안 신경
동창	동창
동형혈액, 혈액형	동형혈액, 혈액형
된고약	파스
두덩뼈	치골
두통, 머리아픔	두통
둔위	둔위
뒤머리	뒤통수
뒤머리뼈	후두골
뒤무직증	후중감
뒤배앓이, 후배앓이	산후통
등뼈, 척추	척추
디프테리아	디프테리아
따라난병, 합병증	합병증
딱지, 가피	딱지, 가피
딴눈	의안
딸기혀	딸기혀
딸꾹질	딸꾹질
땀내기약	발한제
땀띠	땀띠
땀멎이약	지한제
땀선, 한선	한선
땀없기증	무한증
떨기, 진전	떨기, 진전
떨림마비	파킨슨병 진전 마비
뜸료법	뜸요법
락태, 임신중절	낙태
란관	난관
란관란소염	난소난관염
란관임신	자궁외임신(난관임신)
란착상	착상
란황, 노란자위	난황
랭동료법	냉동요법
랭수마찰	냉수마찰

북한어	남한어
량성종양	양성종양
레이자선치료	레이저치료
렌트겐검사	촬영검사
련쇄상구균, 사슬알균	연쇄상구균
령공, 구멍	열공
로동위생학	산업위생학
로인병학	노인병학
로인성 정신병(민간: 로망)	치매
로인성치보	노인성치매
록내장	녹내장
료양소(온천탕과 같은 것을 이용한 치료를 하는 곳)	온천요법 등 다양한 치료를 하는 곳
류마치스	류마티스
류마치스관절염	류마티스관절염
류산, 애지기(만기류산, 범죄류산, 불완전류산, 완전류산, 습관류산, 자연류산, 절박류산, 인공류산)	유산(만기유산, 범죄유산, 불완전유산, 완전유산, 습관유산, 자연유산, 절박유산, 인공유산)
륵막	늑막
륵막 천자	늑막 천자
림상의학	임상의학
림파순환	림프순환
마른구역질	헛구역질
마취(국소마취, 기초마취, 저체온마취, 전신마취, 침윤마취, 흡인마취)	마취(국소마취, 기초마취, 저체온마취, 전신마취, 침윤마취, 흡인마취)
막대균, 간균	막대균, 간균
만성	만성
만성병	만성질환
말라리아, 학질	말라리아
말잃기증	실어증
말짓기증	작화증
맛망울	미뢰
매독(북한의료계에서는 일부 병명을 따로 부르고 있는데 매독의 경우 정신병은 49호, 머리나 옷에 생기는 벌레 '이'는 20호, 매독은 99호라고 부름)	매독
맥박수	맥박수
맥압	맥압

북한어	남한어
맹장	맹장
맹점	맹점
모루뼈	침골
모유영양	모유영양
목동맥토리	경동맥체
목욕(랭수욕, 증기욕, 해수욕, 온수욕, 샤와)	목욕(냉수욕, 증기욕, 해수욕, 온수욕, 샤워)
목젖, 구개수	목젖, 구개수
몸까기	다이어트
몸푼뒤	산욕기
몸풀이, 해산, 아이낳이	출산
무기페	무기폐
무뇨증	무뇨증
무음조직	결체 조직
문둥병자	한센병 환자
문지르기	마사지
문진	문진
묻힌이	매복치
물들체	염색체
물리치료	물리치료
물뽑기, 탈수	탈수
물집, 수포	물집, 수포
물집고약	발포고
미친개성 비루스	광견독
바깥돌림신경	외전 신경
바람이	풍치
바빈쓰끼반사	바빈스키반사
박죽뼈, 어깨뼈, 견갑골	견갑골
반깃살	반우상근
반맹증	반맹증
반흔	반흔
발적	발적
밤눈증, 야맹증	야맹증
방광 결석	방광 결석
방광루조설	방광루조성술
방독	방독

북한어	남한어
방사선료법	방사선요법
방역	방역
방역소(수의방역소, 위생방역소)	방역소, 보건기관
방울눈약	점안수
배, 복부	복부
배내기미	모반
배뇨장애	배뇨장애
배담약	배담제
배아픔, 복통	복통
배안동맥줄기	복강 동맥
배증	배탈 혹은 설사로 인한 복통
배허벅	허벅다리 쪽에 가까운 아랫배
백내장	백내장
백반증	백반증
백혈병	백혈병
버덩이	벋니, 뻐드렁니
베기, 절개	절개
변소	화장실
병걸린률	이환율
병력	병력
보가지독	복독(복어가 가지고 있는 독)
보건기관	보건기관
보건일군, 의료일군	보건의료인
보습뼈	서골
보육기	인큐베이터
보통백반	심상성백반
복막	복막
복수	복수
복압	복압
복직근	복직근
봉가직염	봉와직염
부검	부검
부비강	부비강
부이	부어오르는 증세
부흉골선	부흉골선

북한어	남한어
분만 침대	분만용 침대
분문	분문
불임증	불임증
비개흉식 심장마싸지	비개흉식 심장마사지
비루스	바이러스
비률	비율
비만세포	비만세포
비억지죽음	병으로 죽는 것과 늙어 죽는 것을 통틀어 이르는 말
비염	비염
비중, 무게	비중, 무게
비중격	비중격
빈뇨, 뇨빈삭	빈뇨
빈속혈당	공복혈당
빌리루빈뇨	빌리루빈뇨
빛과민증	광선과민증
빠개진 상처	할창
빠는약, 흡수제	흡수약제
빠른맥, 빈맥	빈맥
뼈마디아픔	관절통
뼈속, 골수	골수
뽀두라지, 종처	종기, 뾰루지
뾰족발	첨족
뿌무개, 분무기	분무기
사각근	사각근
사교창, 뱀에 물린 상처	사교창
사산률	사산율
사상균	사상균
사탕옷	당의
사팔눈, 사시	사시
삭뼈, 연골	연골
산동	산동
산립종, 눈다래끼	산립종, 콩다래끼
산유, 신젖	우유, 유제품
산통	산전진통(産前陣痛, labor pains)

북한어	남한어
산파, 조산원	산파, 조산원
살균	살균
살균제	살균제
삼각근	삼각근
삼두박근	삼두박근
상박근	이두박근
상처치료약	상처치료약
상행결장	상행결장
새살, 육아	육아조직
생명징후, 생명지표	활력징후
생활력, 생존능력	생존력
설사(증)	설사
설압자, 혀누르개	설압자
설태, 혀이끼	설태
성감염증, 성병	성병
성달라지기	성전환
성대 결절	성대 결절
성따름 유전	반성 유전
성물들체	성염색체
성숙란	성숙란
성숙아	성숙아
성음 울리기	성음 진탕
세뇨관	세뇨관
세대건늠 유전	격세 유전
세안수	세안수
세척제	세척제
소아병원, 아동병원	어린이병원, 아동병원
소양성 발진	소양성 발진
소염제	소염제
소장	소장
속주머니	내포
손발가락끝 커지기	지단 비대증
솔방울체	송과선
수뇨관, 뇨관	수뇨관
수두	수두

북한어	남한어
수두증	수두증
수면제	수면제
수반증, 동반질병	동반질환
수술 후 장불통증	수술 후 장폐색증
수액료법	수액요법
수열병	황달출혈성렙토스피라증
수태, 수정	수정
수포음	수포음
수혈	수혈
숨, 호흡	호흡
숨가쁨, 호흡곤란	호흡곤란
스트레스, 긴장	스트레스, 긴장
슬픔증	우울증
시반	시반
시신경	시신경
시진	시진
식도염	식도염
식도헤르니아	식도헤르니아
식물 인간	식물 인간
식물신경실조증	자율신경 실조증
식사(고단백식사, 류동식, 무염식, 생음식, 지방제한식사, 음식물잔사가 적은 식사)	식사(고단백식사, 유동식, 무염식이, 생식, 저지방식이, 저잔류물 식이)
식욕저하	식욕저하
식치술, 이발재식술, 이발이식술	식치술, 치아재식술
신경원	신경원, 뉴런
신근	신근
신생아	신생아
신생아실	신생아실
신석, 콩팥결석	신장결석
신우	신우
신젖, 발효우유	발효우유
실행증	실행증
실험검사소견	임상병리검사결과
심계항진, 가슴두근거림	심계항진
심근	심근

북한어	남한어
심근경색	심근경색
심장박동수	심장박동수
심전도	심전도
심첨	심첨부(apex)
심호흡	심호흡
십이지장	십이지장
싸는막	협막
싸락약, 과립	과립
쌍붙임, 교배	교배
쏘다, 아프다	쑤시는 통증
C반응단백	C-반응성 단백
씻어내다, 헹구다	씻어내다, 헹구다
아구창	아구창
아픔, 동통(둔한 아픔, 산후통, 심와부아픔, 자발성 아픔, 쑤시는 아픔, 쿡쿡 쑤시는 아픔, 찌르는 듯한 아픔)	아픔(둔한 통증, 산후통, 심와부통증 자발성통증, 쑤시는 통증, 쿡쿡 쑤시는 아픔, 찌르는 듯한 통증)
아픔, 동통(목아픔, 공복통)	통증(목통증, 공복통)
악골, 상악골	상악골
악성종양	악성종양
안각, 눈구석	안각
안검 경련	안검 경련
안검연염	안검연염
안구, 눈알	안구
안구내압계, 안압계	안압계
안구돌출	안구돌출
안구적출	안구적출
안구절계, 굴절계	굴절계
안내압, 안압	안압
안마, 마싸지(국소마싸지, 심장마싸지, 전신마싸지, 전위선마싸지)	안마, 마사지(국소마사지, 심장마사지, 전신마사지, 전위선마사지)
안면, 안모, 얼굴	안면
안저 검사	안저 검사
안저, 눈바닥	안저
안정(절대안정, 충분한 안정, 침상안정)	안정(절대안정, 충분한 안정, 침상안정)
안쪽굽은발	내반족
알균	구균

북한어	남한어
알약	알약
알약옷	필름 코팅
알집, 란소	난소
암소공포증, 암야공포증	암소공포증
암순응	암순응
압외상(壓外傷)	스퀴즈
압흔, 눌리운 자리	압흔
앙금, 침전물	침전물
애기집터지기	자궁파열, 파수(破水)
액와, 겨드랑이	액와, 겨드랑이
야간다뇨증	야간다뇨증
야뇨증	야뇨증
야전병원	야전병원
약국, 약상점	약국
약내는곳	투약구
약단지	약단지, 약탕기
약물중독(급성, 만성)	약물중독(급성, 만성)
약바수개	약연(알약 따위를 갈아서 가루로 만드는데 쓰는 도구. 막자와 막자사발)
약새질	약시시(환자를 돌보아 약을 쓰는 일)
약을 한 번에 다 먹기	돈복
약절구, 약갈이	유발
양막	양막
양수, 모래집물	양수
양수과다증, 양수과소증	양수과다증, 양수과소증
어깨마디주위염	견갑골염
어깨박죽	어깻죽지의 넓적한 부분
어깨뼈힘줄	견갑근
어른, 성인	어른, 성인
어머니젖, 모유	모유
억제물질, 저애제	억제물질
언어 중추	언어 중추
언저리, 가장자리	가장자리
얼죽음	빈사(거의 죽음에 빠진 상태)
얽힘막	맥락막

북한어	남한어
엇서기살	길항근
엉덩 신경덤불	천골 신경총
엎드린, 복와위	복와위
연고, 무른고약	연고
연골조직	연골조직
연구개	연구개
연성암, 수양암	수양암
연하장애	연하장애
연한 세포	유연 세포
연화, 무르게 하기	연화
열돌, 담석	담석
열물관	수담관
열물내기약	이담제
엽간, 륵막염	늑막염
옆머리, 측두	측두
예방	예방
예방위생	예방위생
예방접종	예방접종
오무림살	괄약근
오염공포증, 불결공포증	불결공포증
오염시키다, 더럽히다	오염시키다
오조, 심한 게우기	오조
오줌, 소변	소변
오줌관, 뇨관	요관
오줌길, 뇨도	요도
오줌깨, 방광	방광
오줌누기, 배뇨	배뇨
오줌잦기	빈뇨증
오진료, 의료사고	의료사고
온천료법	온천요법
완관절, 손목	손목
완전류동식	완전유동식
완화, 호전	완화, 호전
왕진(구급왕진, 야간왕진)	왕진(구급왕진, 야간왕진)
외과	외과

북한어	남한어
외래, 병원외래	외래, 병원외래
외래진찰실	외래진찰실
외상	외상
외용약	외용약
외전근	외전근
요실금	요실금
요추천자	요추천자
요통, 허리아픔	요통, 허리통증
욕조	욕조
욕창	욕창
용제, 용매	용제
용혈	용혈
우림약	침제
운동료법	운동요법
울대삭뼈	후두연골
웃팔살	상박근
원격	원격
원내감염증	원내감염증
원심침전, 원심분리	원심침전, 원심분리
월경과다(증), 과다월경	월경과다(증), 과다월경
월경과소(증), 과소월경	월경과소(증), 과소월경
월경멎는시기, 폐경(기)	월경멎는시기, 폐경(기)
월경시작, 초경	초경
월경통	생리통
위경검사	위내시경 검사
위경련	위경련
위궤양	위궤양
위내시경	위내시경
위막	위막
위생대, 월경대	생리대
위생복	가운
위생사업	보건사업
위생선전	보건교육
위세척	위세척
위아픔, 가슴쓰리기	위통

북한어	남한어
위출혈	위출혈
유두염	유두염
유류, 젖흐리기	유류
유방 성형술	유방 성형술
유방, 젖몸	유방
유방암	유방암
유제, 젖제	유제
유충이행증	유충이행증
유치, 젖이	유치
유해동물, 벌레	유해동물, 벌레
유행성 결막염	유행성 결막염
유효기간	유효기간
음성휴식, 침묵료법	침묵요법
음이온	음이온
음차	음차
응괴, 응고물	응고물
응혈, 피응고	응혈, 혈액응고
의뢰서	의뢰서
의료보험	의료보험
의료봉사	의료서비스
의사	의사
의식장애	의식장애
의지상실, 무의지	의지상실, 무의지
이농루, 귀농루	이루
이돌, 치석	치태, 치석
이동용, 휴대용	이동용, 휴대용
이두근, 두머리살	이두근
이름 없는 뼈	무명골
이머리	치관
이명, 귀울이	이명
이몸, 치은	잇몸
이몸붕대	잇몸붕대, 코팩(coe-pak)
이물척출, 제거	이물적출
이발교정	치아교정
이석, 귀돌	이석

북한어	남한어
이수, 귀방울	귓볼
이앓이, 이쏘기	치통
이하선염	이하선염
인공영양	비경구영양
인대	인대
인두, 목구멍	인두, 목구멍
인두염	인두염
인민병원	(2차) 병원
인체보험	생명보험
인후 농양	인후 농양
일혈	일혈
임신(다태임신, 란관임신, 만기임신, 상상임신, 지연임신, 자궁란관임신, 일란성임신)	임신(다태임신, 난관임신, 만기임신, 상상임신, 지연임신, 자궁난관임신, 일란성임신)
임신부	임신부
입뇌리	구순 포진
입쓰리	입덧
입원생활	입원생활
입원치료	입원치료
입원환자	입원환자
입천장	입천장
입천장터지기, 구개파열	구개파열
잉태	잉태
자각증상	자각증상
자간전증, 전자간	자간전증
자개바람	쥐가 나서 근육이 곧아지는 증세
자궁가락지, 자궁고리	페서리
자궁경부암	자궁경부암
자궁파렬	자궁파열
자남색증	치아노제
자연 추리기	자연 도태
잔뇨	잔뇨
잠혈	잠혈
장간막	장간막
장결핵	장결핵
장골	장골

북한어	남한어
장기이식	장기이식
장내가스	장내가스
장불통증	장폐색증
장석, 장결석	장결석
장티푸스	장티푸스
재색질	회백질
저산소증	저산소증
저색소성빈혈	저색소성빈혈
저작근	저작근
저혈당성쇼크	저혈당성쇼크
적록색맹	적록색맹
적색오줌	적색뇨
적외선치료	적외선치료
적응증	적응증
적혈구	적혈구
전기외상	전기에 감전되거나 벼락을 맞아서 입은 상처
전문가	전문가
전색술	색전술
전신마취	전신마취
전염, 감염	감염
전염병동, 격리병동	격리병동
점안병	점안병
접촉안경	콘택트렌즈
정맥류	정맥류
정서장애	정서장애
정신병	정신병, 정신장애
정신분렬병(정신병, 피해 망상증, 의심 망상증 등 다양한 정신병이 포함됨)	망상형 조현병
정신잃기, 까무러치기, 실신	실신
젖떼기	젖떼기
젖분비	수유
제산제	제산제
제왕절개술	제왕절개 수술
조갑, 손발톱	손발톱
조기파수	조기양막파열, 조기파수

북한어	남한어
조류병	조류독감
조병, 조광병	조증
조산아	조산아
조울병, 조울증	조울증, 양극성 정동장애
조제	약 조제
조혈제	조혈제
종격	종격
종물	암종
종양절개술	종양절개술
종합병원	종합병원
좌골신경	좌골신경
좌약(질좌약, 홍문좌약)	좌약(질좌약, 항문좌약)
좌창, 여드름	좌창, 여드름
주관절	주관절
주사(근육주사, 정맥주사, 피내주사)	주사(근육주사, 정맥주사, 피내주사)
죽는량, 치사량	치사량
죽는률	사망률
죽음, 사망	죽음, 사망
중이염	중이염
중증도	중증도
중추신경계통	중추신경계
증후군	증후군
지각장애	지각장애
지남력	지남력
지단백	지단백
지방변	지방변
지사제	지사제
지주막하 출혈	지주막하 출혈
지혈제	지혈제
직장	직장
진맥	진맥
진정제	진정제
진집	진집(너무 긁어서 피부에 흠집이 나고 진무르게 된 상처)
진찰실	진찰실

북한어	남한어
진폐증	진폐증
질경검사	질경검사
질병예방	질병예방
질식	질식
질식개복술	질식개복술
질회음절개술	회음절개술
집중치료실	집중치료실, 중환자실
짝지팽이	목발, 협장
쪽머리아픔, 편두통	편두통
찌르기, 천자	천자
찢어짐, 렬상	열상
찰과창	찰과상
창상, 상처	창상, 상처
채혈	채혈
책임간호원	책임간호사
척수염	척수염
척추병	척추병
천공성궤양	천공성궤양
천식	천식
천자생검법	천자생검법
천포창	천포창
철료법	철분치료
청력	청력
청신경	청신경
청진	청진
체위변경	체위변경
체위성 저혈압	체위성 저혈압
체중감소식사	저열량식이
초유, 젖	초유
초음파검사	초음파검사
촉진	촉진
최면술	최면술
최소치사량	최소치사량
최토제(토하게 하는 약)	최토제
축농증	축농증

북한어	남한어
취장	췌장
취장암	췌장암
치근막염	치근막염
치미는 아픔, 산통	산통
치주염	잇몸질환, 치주염
치핵, 치질	치핵, 치질
침받개	타구
침술 치료	침술 치료
카늘레	캐뉼라, 캐뉼러
카타토니, 긴장병	카타토니, 긴장병
칸디다증	칸디다증
칼라아자르, 흑열병	흑열병
칼시움결핍증	칼슘결핍증
케톤뇨증	케톤뇨증
코감기	코감기
콩팥천자	신장천자
크레틴병	크레틴병
크론병	크론병
타액, 침	타액, 침
타진	타진
탄수화물	탄수화물
탈감작	탈감작
탈구	탈구
탈모증	탈모증
탈장, 헤르니아	탈장, 헤르니아
탈지면	탈지면
탈취제	탈취제
탐폰	탐폰
태낳이	후산
태동	태동
태반박리	태반박리
태반잔류	태반잔류
태반조기박리	태반조기박리
태변, 태분	태변
태아가사	태아가사

북한어	남한어
태아심음	태아심음
태위(견갑위, 두위, 족위, 둔위, 횡위, 안면위, 이마위)	태위(종위, 횡위)와 선진부(두위, 둔위, 견갑위, 안면위 등)
태줄	제대
통뼈	뱃속의 아이가 나올 수 없게 신축성이 없고 좁은 여자의 골반
퇴원	퇴원
퇴행	퇴행
투석	투석
투약	투약
트롬보플라스틴시간	트롬보플라스틴시간
트롬빈시간	트롬빈시간
파렬	파열
파상풍	파상풍
파킨손병	파킨슨병
판막	판막
팔뚝	팔뚝, 팔의 뼈대
팔허벅	팔 위쪽 마디의 힘살이 많이 붙어 있는 부분
패혈증	패혈증
팽대부	팽대부
페	폐
페결핵	폐결핵
페경	폐경, 완경
페수종	폐수종
페염	폐렴
페전색증	폐색전증
페절제술	폐절제술
편도선종대	편도선종대
평균수명	평균수명
페 위축	폐 위축
포경	포경
포도알균	포도상구균
포진	포진
폴리프	폴립
표면활성물질, 계면활성체	표면활성물질, 계면활성체

북한어	남한어
표준식사, 규정식사	정상식이, 일반식이
풍	풍(風), 풍병
풍진	풍진
피게우기	토혈
피부발적, 홍조	피부발적, 홍조
피부선	피부선
피부염	피부염
피알, 혈구	혈구
피임기구	피임기구
피지	피지
피하 주사	피하 주사
피형	혈액형
하비갑개	하비갑개
하성, 목 쉰소리	목 쉰소리
하제, 설사 시키는 약	하제
하지	하지
하퇴 삼두근	하퇴 삼두근
학교위생학	학교보건학
항독소	항독소
항리뇨	항이뇨
항상성	항상성
항암약	항암제
항원	항원
해리	해리
해산방조(解産傍助)	조산(助産), 해산바라지
해산실	분만실
허리증	허리디스크
허탈	허탈
헛소리, 섬망	섬망
현병력	현병력
혈관	혈관
혈관조영법	혈관조영술
혈구계산	혈구계산
혈담	혈담
혈당	혈당

북한어	남한어
혈류량	혈류량
혈액검사	혈액검사
혈액순환	혈액순환
혈액투석	혈액투석
혈우병	혈우병
혈장	혈장
혈전증	혈전증
혈종	혈종
혈청 료법	혈청 요법
혈청	혈청
혈청진단법	혈청진단법
협심증	협심증
협착	협착
호기, 내쉬기	호기
호르몬료법	호르몬요법
호흡근	호흡근
혼미 상태	혼미 상태
혼수	혼수
홍문(직장)출혈	직장출혈
홍반	홍반
홍채	홍채
화기성골절(火氣性骨折)	탄알이나 파편에 맞아 뼈가 부서지거나 끊어지는 것
화농, 곪음	화농
화상, 데기	화상
화학료법	화학요법
확장기혈압	확장기혈압
환각	환각
환각증	환각증
환자간호	환자간호
환청	환청
활배근	활배근
활액	활액
황달성간염	황달성간염
황반	황반

북한어	남한어
황체	황체
회복기	회복기
회음 절개	회음 절개
회음부	회음부
회충구제약, 구충약	구충제
회충약	구충제
횡경막	횡격막
후두개	후두개
흉강 촬영	흉강 내시경
흉강경	흉강경
흉곽	흉곽
흉근	흉근
흉벽	흉벽
흉선	흉선
흉쇄 관절	흉쇄 관절
흉쇄 유양근	흉쇄 유돌근
흑사병	흑사병
흡인기	흡인기
흰버짐	백선
흰피알, 백혈구	백혈구
히스테리	히스테리

부록. 약초의 효능과 사용방법

약초는 약성분이 많이 들어 있는 시기에 해당한 부분만을 캐거나 따는 것이 중요하며 유효성분은 약초가 자라는 단계, 날씨, 하루 사이에도 시간에 따라 변하므로 약초의 채취시기와 부위를 잘 알아야 한다.

1. 보약

약초명	약초 채취 시기와 부위	효능	용법
인삼	여러해살이 식물로서 인공적으로 재배하는 삼을 말한다. 높이는 40~50cm이고, 5월경에 흰 꽃이 피며, 빨간 열매가 달린다.	보약	한 번에 2~3g을 가루내어 먹는다.
산삼	자강도, 량강도, 강원도 등 넓은 잎나무로, 그늘지고 부식질이 많은 산들에서 자라는 여러해살이 풀이다. 5~6년이 된 보통 산삼은 가을에 뿌리를 캐어 물에 씻어 해빛에 말린다.	보약	
단너삼 (황기)	가을 또는 봄에 뿌리를 캐서 물에 씻고 줄기와 뿌리의 벌레 먹은 부분은 잘라버리고 그대로 또는 껍질을 벗기고 해빛에 말린다.	고혈압 심장질환 어지러움	6~12g을 200ml의 물에 달여 하루 3번 나누어 먹는다.
만삼	중북 이북지방의 서늘하고 누기있는 양지 바른 풀밭이나 산 속에서 자란다. 봄과 가을에 뿌리를 캐서 물에 씻어 해빛에 말린다.	건강기능식품 당뇨병 신장염	
오미자	모든 지방에 있는 열매로, 10월에는 빨갛게 익으며, 열매 안에 1~2개 씨가 들어있다.	기침 호흡곤란 고혈압	물에 달여 먹는다.
삼지구엽초	여러 지방의 깊은 산, 산기슭에서 자라는 여러해살이 풀이다. 줄기는 25cm 정도이고, 가지가 3개이며, 매 가지에 잎이 3개씩 달려있고, 여름에 줄기를 베여 그늘에 말린다.	건강기능식품 신경쇠약 음위증	8~12g을 200ml의 물에 달여 하루 3번 나누어 먹는다.

약초명	약초 채취 시기와 부위	효능	용법
산죽	산에서 자라는 키 낮은 대나무이며, 사철 푸른 잎나무이다. 산죽에는 조릿대, 얼룩대, 신의대 등이 있다. 산죽은 잎이 1~3개씩 붙어 있으며, 잎이 1개씩 붙어있고, 대에 누른 점이 있는 것이 가장 좋은 것이다. 산죽은 잎과 윗부분(5cm 정도)을 베여 그늘에서 말린다.	항암작용 항궤양 항염증 독풀이 이뇨제 진통제 중추신경억제	10% 정도 푼액은 외상상처나 화상 시 바르며, 5% 정도 되게 만든 연고는 무좀, 버짐에 바른다.

2. 진통제

약초명	약초 채취 시기와 부위	효능	용법
살맹이 (산조인)	여러 지방의 산과 들에서 자라며, 해발 400~500m 안팎의 석회암 지대에서 많이 자라는 잎이 떨어지는 떨기나무이다. 가을에 익은 열매를 따서 열매살을 벗겨 버린 다음 딴딴한 껍질을 버리고 속살만 사용한다.	신경쇠약 고혈압 신경통	10~15g을 200ml의 물에 달여 하루 3번 나누어 먹는다.
현호색덩이줄기	여러 지방의 산기슭, 논, 밭에서 자라는 여러해살이 풀이다. 줄기는 가늘고 연약하며, 높이는 약 20cm 정도, 잎은 여러 갈래로 갈라져 있다. 봄에 덩이줄기를 캐서 줄기와 잔뿌리를 다듬고 물로 씻은 다음 껍질을 벗겨 해빛에 말린다.	신경통 두통 허리 및 복부 통증 타박상 혹은 다친 상처 치료	가루내어 한 번에 1g씩 먹거나 3~6g을 물에 달여 하루 3번 나누어 먹는다.
집함박꽃 (백작약)	여러해살이 식물로서 줄기의 높이는 80cm 정도, 작은 잎은 긴 둥근 모양, 버들잎 모양, 끝은 뾰족하다. 가을에 뿌리와 땅줄기를 캐어 물에 씻은 다음 작은 뿌리와 줄기 아래 부분은 잘라버리고 해빛에 말린다.	통증완화 진정작용	하루 5~12g을 물에 달여 하루 3번 나누어 먹는다.
으아리 (위령선)	여러 지방의 낮은 산, 산기슭에 자라는 여러해살이 덩굴풀이다. 이른 봄, 가을에 뿌리를 캐어 물에 씻은 다음 다듬어서 해빛에 말린다.	신경통 감기	하루 8g을 물에 달여 하루 3번 나누어 먹는다.
강호리 (강활)	북부지대와 중부의 깊은 산골짜기에서 자라는 여러해살이 풀이다. 높이는 1~1.5m, 줄기는 곧게 서며, 위에서 가지를 친다. 가을과 봄에 뿌리를 캐어 줄기는 잘라버리고 물에 씻은 다음 해빛에 말린다.	감기 두통	하루 6~9g을 물에 달여 하루 3번 나누어 먹는다.

약초명	약초 채취 시기와 부위	효능	용법
족두리풀 (세신)	중북 이북의 해발 100~700ml 안팎의 넓은 잎나무 밑 진땅에서 누기가 많고 그늘이 진 곳에서 자라는 여러해살이 풀이다. 5~6월에 뿌리를 캐서 물에 씻은 후 바람이 잘 통하는 곳에서 말린다.	감기 두통 치통 관절통	가루내어 2~3g을 하루 3번 나누어 더운 물에 풀어 먹거나 3~9g을 150ml의 물에 달여서 하루에 3번 나누어 먹는다.

3. 해열제

약초명	약초 채취 시기와 부위	효능	용법
칡 (갈근)	여러 지방의 산골짜기, 산허리, 산기슭의 양지 쪽에서 자라는 여러해살이 덩굴풀이다. 줄기에는 밤색털이 있으며, 길이가 약 10m이고, 잎은 긴 잎꼭지가 있는 3개의 작은 잎으로 된 겹잎이다. 가을과 봄에 뿌리를 캐서 물에 씻은 다음 겉껍질을 벗겨 버리고 알맞게 잘라 해빛에 말린다.	감기 설사 치질	9~15g을 200ml의 물에 달여서 하루에 3번 나누어 먹는다.
승마	여러 지방의 산꼭대기와 산골짜기의 나무 밑에 누기가 있고 기름진 땅에서 자라는 여러해살이 풀이다. 줄기는 곧으며, 높이는 1~1.5m이다. 가을과 봄에 땅 속의 줄기를 캐서 줄기와 잔뿌리를 다듬어 버리고 물에 씻은 다음 해빛에 말린다.	감기 늑막염 폐결핵	6~9g을 200ml의 물에 달여서 하루에 3번 나누어 먹는다.
지모	북부와 중부지역의 석회암이 많은 지대에서 자라는 여러해살이 풀이다. 줄기는 옆으로 뻗고 잎이 무더기로 나며, 줄기에는 긴 꽃대가 나온다. 가을과 봄에 땅 속의 줄기를 캐서 줄기와 잔뿌리를 다듬어 버리고 물에 씻은 다음 비늘모양의 털은 긁어 버리고 해빛에 말린다.	감기 갈증 당뇨병	6~9g을 200ml의 물에 달여서 하루에 3번 나누어 먹는다.
시호	여러 지방의 산기슭, 낮은 산, 양지 쪽에서 자라는 여러해살이 풀이며, 석회암지대에 많다. 가을과 봄에 땅 속의 뿌리를 캐서 줄기와 잔뿌리를 다듬어 버리고 물에 씻은 다음 해빛에 말린다.	해열제 해독제 통증완화 간염치료제	5~10g을 물에 달여 하루에 3번 나누어 먹는다.

4. 혈압하강제

약초명	약초 채취 시기와 부위	효능	용법
부채마	여러 지방의 산기슭의 떨기나무 사이에 자라는 여러해살이 덩굴풀이다. 땅줄기는 옆으로 뻗으며, 잎은 마주 향하고, 긴 잎꼭지가 있다. 가을에 땅줄기를 캐서 겉껍질을 다듬어 버리고 해빛에 말린다.	동맥경화증 예방과 치료	알약(1g, 0.3g)을 만들어 쓴다.
방울풀 (마두령)	북부와 중부지방의 산기슭과 양지쪽 떨기나무숲에서 자라는 덩굴이 뻗은 여러해살이 풀이다. 줄기의 길이는 1~3m이고 감기며, 가을에 뿌리를 캐서 다듬어 물에 씻은 다음 말린다.	고혈압 초기	하루 4~8g을 물에 달여 3번 나누어 먹는다.

5. 강심제

약초명	약초 채취 시기와 부위	효능	용법
오갈피 나무껍질	여러 지방의 산기슭, 산골짜기의 기름진 땅에서 자라는 떨기나무이며, 높이는 2~3m이다. 잎은 어긋나게 붙고, 3~5개의 손바닥모양으로 모여서 붙은 겹잎이며, 가지에는 뾰족한 가시가 있다. 여름에 뿌리 또는 나무의 껍질을 벗겨 겉껍질을 벗겨 버리고 해빛에 말린다.	강심약 관절염 신경통	6~10g을 200ml의 물에 달여 하루에 3번 나누어 먹는다.
은방울꽃	여러 지방의 산기슭, 넓은 나무잎 또는 떨기나무 밑에서 자라는 여러해살이 풀이다. 땅줄기는 둥근 기둥모양이고, 옆으로 뻗으며, 수염뿌리가 있다. 꽃이 피는 때에 풀 전체를 베여 바람이 잘 통하는 그늘에서 말린다.	심장질환	잎을 가루내어 하루에 2번(1번에 0.2g) 먹는다
복수초	여러 지방의 산골짜기, 산기슭의 나무숲 아래에서 자라는 여러해살이 풀이다. 줄기는 곧게 서 있고, 높이는 10~30cm이며, 잎은 어긋나게 붙고, 긴 잎꼭지가 있으며, 잎몸은 갈라져 있다.	심계항진 심장혈관질환	6g을 200ml의 물에 우려서 한 번에 10~15ml 혹은 하루 2~3번에 나누어 먹는다.

6. 소화제

약초명	약초 채취 시기와 부위	효능	용법
삽주(창출)	산과 들에 자라는 여러해살이 풀이다. 줄기는 높이가 약 60cm이며, 줄기에는 어릴 때 거미줄모양의 흰 털이 있다. 가을과 봄에 땅줄기를 캐서 흙을 털고 물에 씻은 다음 해빛에 말리거나(창출) 덩어리 껍질을 벗기고 해빛에 말린다.	소화장애 식욕부진 복부팽만 설사	4~12g을 물에 달여서 하루 3번에 나누어 먹는다.
너삼 (고삼)	여러 지방의 들판, 산기슭, 길가에서 자라는 여러해살이 풀이다. 높이는 약 1.2m~1.5m 정도이며, 줄기는 곧게 서 있고, 잎은 홀깃모양 겹잎이며, 작은 잎은 긴 둥근 모양이다. 봄과 가을에 뿌리를 캐서 다듬어서 물에 씻은 다음 겉껍질을 벗겨 버리고 해빛에 말린다.	식욕부진 위염 벌레잡이용으로도 사용 가능	1~3g을 물에 달여서 하루 3번에 나누어 먹는다.
황경피	습한 산골짜기, 개울기슭에서 자란다. 봄, 여름에 껍질을 벗겨서(큰 나무만) 코르크질인 겉층을 벗겨 버리고 깨끗하게 말린다.	건위약 염증약 해열제	5~10g을 물에 달여서 하루 3번에 나누어 먹는다.

7. 지사제

약초명	약초 채취 시기와 부위	효능	용법
손잎풀 (현초)	여러 지방의 길 옆, 마을에서 자라는 여러해살이 풀이다. 줄기는 옆으로 뻗어가며, 길이는 약 1m 정도이다. 줄기와 잎에는 털이 있고, 긴 잎꼭지를 가지고 있으며, 손바닥모양으로 갈라져 있다. 여름철 꽃이 피기 전에 전초를 베여 해빛에 말린다.	지사제 지혈제	10g을 물에 달여 하루 3번에 나누어 먹는다.
오배자	여러 지방의 산기슭, 산골짜기에서 높이 자라는 나무이며, 가을에 오배자 벌레집을 뜯어 김에 쪄서 해빛에 말린다.	지사제 지혈제 급성 및 만성 대장염 배앓이 치핵성출혈 장출혈	3~6g을 물에 달여 하루 3번에 나누어 먹는다.

8. 간염치료제

약초명	약초 채취 시기와 부위	효능	용법
미나리	여러 지방의 물기가 많고 누기가 있는 땅에서 자란다. 줄기는 기둥모양이며, 높이는 20~40cm이다. 여름에 전초를 베여 그늘에서 말린다.	간염 황달 물고기중독 고혈압	200g을 물에 달여 하루 3번에 나누어 먹는다.
생당쑥	여러 지방에서 자라는 여러해살이 풀모양의 잎지는 떨기나무이다. 높이는 2m에 이르고, 잎은 잎꼭지를 가리고 있다. 여름철에 잎과 함께 어린 줄기부분을 낫으로 베여 해빛에 말린다.	간염 해열제 이뇨제	하루 10~20g을 200ml의 물에 달여 하루 3번에 나누어 먹는다.

9. 기침멎이약

약초명	약초 채취 시기와 부위	효능	용법
도라지	여러 지방의 산기슭 양지 바른 곳에서 자라는 여러해살이 풀이다. 봄과 가을에 뿌리를 캐서 물에 씻고 잔뿌리를 다듬어 버린 다음 그대로 또는 껍질을 벗기고 해빛에 말린다.	해소제 가래삭임 기관지염 기관지확장증	물 100ml에 4g을 두고 우려서 하루에 3번 나누어 먹는다.
대나물 (은시호)	여러 지방의 산기슭과 양지 바른 곳에서, 특히 석회암지대에서 널리 자라는 여러해살이 풀이다. 줄기는 여러 개가 돋아나며, 곧바로 선다. 봄과 가을에 뿌리를 캐서 물에 씻은 다음 잔뿌리를 다듬어서 해빛에 말린다.		한 번에 6g을 200ml의 물에 달여서 그것을 15ml씩 5~6번 나누어 먹는다.

10. 리뇨제

약초명	약초 채취 시기와 부위	효능	용법
길짱구씨 (차전자)	들판, 길 옆에서 자라는 여러해살이 풀이다.	이뇨제 기침 가래삭임 붓기제거	한 번에 5~10g을 물에 달여 하루 3번에 나누어 먹는다.
느릅속껍질 (유백피)	북부지방의 깊은 산골짜기, 산기슭에서 자란다. 봄과 가을에 뿌리를 캐서 흙을 털고 속껍질을 그늘에 말려서 사용한다.	붓기제거 이뇨제	9~15g을 물에 달여 하루 3번에 나누어 먹는다.

11. 항염증약

약초명	약초 채취 시기와 부위	효능	용법
금은화	이른 여름에 꽃봉오리를 따서 해빛에 말린다.	항염증 지사제	10~16g을 물에 달여 하루 3번에 나누어 먹는다.
물푸레나무 껍질	봄과 여름에 줄기의 껍질을 벗겨 해빛에 말린다.	항염증 지사제 해열제	5~10g을 물에 달여 하루 3번에 나누어 먹는다.

12. 지혈제

약초명	약초 채취 시기와 부위	효능	용법
조뱅이	여러 지방의 밭이나 개울, 뚝, 산길 등에서 자라는 여러해살이 풀이다. 여름과 가을에 땅웃부분을 베여 그늘에서 말린다.	외상으로 인한 출혈 시 상처 사용	6~12g을 물에 달여 하루 3번에 나누어 먹는다.
오이풀뿌리 (지유)	여러 지방의 산과 들에서 자라는 여러해살이 풀로, 잎을 비비면 오이냄새가 난다.	지사제 지혈제 항균작용 토혈 시 사용	20g을 200ml의 물에 달여 한 숟가락씩 하루 3~6번에 나누어 먹는다.

13. 회충약

약초명	약초 채취 시기와 부위	효능	용법
비자	잎은 짧은 잎꼭지가 있고, 버들잎 모양이며, 끝은 굳은 가시모양이다. 방울열매이며, 씨는 넓은 닭알 모양이다. 가을에 익은 열매를 따서 껍질을 버리고 해빛에 말린다.	십이지장충증 회충증 요충증	하루 7개씩 7일간 계속 먹는다.

참고문헌

1. 일반간호상식. 인민보건사. 2010
2. 남북한간호학용어집. 대한간호협회. 2018
3. 조영의학용어소사전. 조선출판물수출입사. 2001
4. 영조의학용어조성사전. 외국문도서출판사. 1991
5. 송경애 외 공저. 최신기본간호학(1). 수문사. 2019
6. 송경애 외 공저. 최신기본간호학(2). 수문사. 2019
7. 혼자서 배울 수 있는 조선말. 조선출판물수출입사. 주체105(2017).

저자 소개

김진현
- 서울대학교 간호대학 교수

공동저자
- **김미향** 중국 연변대학 과학기술학원 간호학부 조교수
- **김은희** 중국 연변대학 간호학원 조교수
- **김혜성** 서울대학교 간호대학원 연구원
- **박미화** 서울대학교병원 의생명연구원 연구교수
- **이우진** 서울대학교 간호대학원 연구원
- **정나리** 서울대학교 간호대학원 연구원
- **정유미** 국군간호사관학교 교수
- **채선미** 서울대학교 간호대학 교수
- **최희승** 서울대학교 간호대학 교수

(가나다 순)

저자와의 협의로 인지생략

북한 임상사례별
간호대화집

발 행 일	2020년 9월 20일 초판 인쇄 2020년 9월 30일 초판 발행
저 자	김진현, 김미향, 김은희, 김혜성, 박미화 이우진, 정나리, 정유미, 채선미, 최희승
발 행 인	김재민
발 행 처	**정문각JMK** 서울특별시 마포구 백범로 104, 봉화빌딩 4층
출판등록	2011년 1월 19일 제2011-000035호
전 화	02)713-0421~3
팩 스	02)704-6265
전자우편	jmk@jmkp.co.kr
홈페이지	www.jmkp.co.kr

정 가 **13,000원**

ISBN 979-11-6260-132-7 93510